건강
다이제ㅅㅌ
특별관

KB007360

잘 낫지 않는
신장병
희망 보고서

김영섭 지음(백운당한의원 원장)

건강다이제스트 社

환자들이 보내온 감사 편지는 최고의 선물입니다!

가벼운 감기 뒤끝에 신장병 환자가 되기도 하고, 아무런 증상이 없다가 어느 날 갑자기 신장병 진단을 받기도 합니다. 누구나 걸릴 수 있다는 말입니다. 더군다나 최근에는 발병률도 높아지고 있어 경각심이 높습니다. 당뇨나 고혈압은 신장병 발병의 1급 위험인자이고, 요로결석, 약물, 심지어 과식, 과음, 과색, 인후염과 편도선염에 의해서도 신장병은 발생할 수 있습니다.

이렇듯 그 원인이 전방위적이고, 많은 사람들이 신장병 환자가 되고 있지만 문제는 어떤 이유에서라도 일단 신장병이 발병하면 치료가 잘 되지 않고 계속 진행되면서 돌이킬 수 없는 후환을 남긴다는 데 있습니다. 치료는커녕 현 상태로 머물러 있거나 더 이상 진행되지 않기를 소원하지만 그것마저도 여의치 않습니다. 꾸준히 진행되면서 그 종착지는 투석을 받아야 하거나 신장 이식을 해야 하는 최악의 상황이 되고 맙니다.

사정이 이런 데도 대부분의 환자들은 병원치료를 하다하다 안 되면 그제야 다른 방법을 찾아봅니다. 신장병 치료에 한의학적 접근도 도움이 될 수 있다는 것을 많은 환자들이 모르고 있어 안타깝습니다.

설령 알고 있다 해도 신장병 치료에 한약은 독이라고 주장하는 사람들이 많이 있어 한의학으로 신장병을 치료하기까지는 크고 작은 난관들이 걸림돌로 작용하기도 합니다.

한방이 됐든 양방이 됐든 언제나 결론은 하나일 것입니다. 환자가 병마의 고통에서 벗어나서 정상적인 삶을 살도록 해주는 것, 그것이 의료인으로서 해야 할 역할이 아닐까요?

신장병을 치료하는 데 있어서도 마찬가지입니다. 이것은 되고 저것은 안 된다는 생각을 한다면 그만큼 아픈 사람만 고통스럽게 할 뿐입니다.

그래서 어떻게든 한약으로 신장병을 치료할 수 있다는 사실을 널리 알리고 싶습니다.

신장병을 치료한 환자들이 심심찮게 보내오는 감사 편지는 늘 새로운 동기부여를 해줍니다.

적잖은 공격을 받으면서도 굽힘없이 한약으로 신장병을 치료하는 것도 이 때문입니다. 어찌됐든 한약으로 신장병이 나은 환자가 많기 때문입니다. 드라마틱한 사연도 적잖기 때문입니다.

한창 일할 나이에 찾아온 만성 사구체신염을 고친 환자도 있고, 만성 신장염과 전립선염이 함께 나타났지만 한방치료를 통해 완치된 사례도 있습니다.

회복된 환자들의 사례를 통해 신장병 치료에 한의학의 효과는 입증되고 있습니다. 그래서 찾아오는 환자들도 입소문을 듣고 오는 경우가 많습니다. 잘 낫지 않아 불치라는 이름을 얻을 정도로 까다로운 신장병을 한의학으로 치료하는 원리는 크게 두 가지입니다.

첫째, **12가지 한약재로 구성된 12씨앗요법을 활용합니다.**

여기서 말하는 12씨앗요법은 13대째 전해 내려오는 신장 치료의 가전비 방입니다. 한약재 중에서 씨앗 종류로 분류되는 오미자, 토사자, 구기자, 공사인, 나복자, 천련자, 복분자 등을 종류에 따라 비율을 조정하고 각각의 법제 과정을 거쳐 과립으로 만든 것입니다.

12씨앗요법은 신장병의 초기와 중기일 경우 70% 이상의 효과를 나타냅니다. 하지만 말기에 이른 만성 신부전증인 경우는 12씨앗요법만으로 한계가 있습니다.

둘째, **신비의 약재 침향을 활용합니다.** 고급 한약재의 대명사로 통하는 침향은 막힌 것을 뚫어주는 효능이 커 중풍에 걸리지 않게 하는 약재로 알려져 있지만 신장병 치료에도 특별한 효능을 발휘합니다.

그것은 침향이 위, 비장, 신장을 경유하면서 기혈 순환을 원활히 해주는 최고급 약재라는 것과 무관하지 않습니다.

말기 신장질환일 경우에는 증세가 위중해 12씨앗요법만으로는 한계가 있는데 이럴 경우 침향을 병행 투약하면 신장병 치료 효과를 크게 상승시키는 효과를 얻을 수 있습니다.

실제로 임상에서 말기 신장병일 경우 침향과 12씨앗요법을 병행 투약했을 때 증상이 완화되는 시간도 단축되고, 50% 이상의 치료 효율도 보이는 등 의미 있는 결과를 나타내는 경우가 많았습니다.

이 같은 치료 결과는 어디에 내놓아도 효과를 입증할 만큼 다양한 임상 데이터가 축적돼 있습니다.

몸이 아픈 사람에게는 한방이든 양방이든 그것이 중요한 게 아닐 것입니다. 치료가 되면 그것이 바로 약이 됩니다. 부작용 없이 치료가 되고 치료 이후에도 정상 상태가 유지된다면 그것이 바로 명약 아닐까요?

신장병으로 고통 받고 있는 많은 사람들에게 새 희망이 되기 위해 최선을 다하고 싶습니다.

2024년 6월 김영섭

책을 펴내면서 환자들이 보내온 감사 편지는 최고의 선물입니다! … 2

PART 01 잘 낫지 않는
신장병 바로 알기

01 날로 급증세! 신장병 1년에 한 번은 꼭 체크하자! … 8
02 신장병의 주범 사구체를 손상시키는 것들 … 13
03 당뇨병 천만 시대 고혈압 천만 시대 신장병도 급증세! … 19
04 흔한 감기가 신부전증으로… … 26
05 혹시 나도 신장병? 신장병 의심 신호들 … 29

PART 02 신장병을 예방·치료하는
중요한 습관 6가지

01 신장 기능 튼튼히 하려면 꼭 '숙면'하기 … 34
02 신장병일 때 식이요법 대원칙 4가지 … 39
03 신장병일 때 생채소가 안 좋은 이유 … 46
04 신장병일 때 생과일이 안 좋은 이유 … 50
05 신장병일 때 현미밥 먹어도 될까? … 54
06 신장병과 냉장고 무슨 상관이야 싶지만… … 59

PART 03 신장병 치료의 새 희망
12씨앗요법과 침향 뭐기에?

01 잘 낫지 않는 신장병 손 놓고 있어선 안 돼! … 62
02 신장병 치료하는 한약으로 입소문! 12씨앗요법 뭐기에? … 67
03 잘 낫지 않는 만성 신장병에 침향이 주목받는 이유 … 72
04 혈액 투석 직전에 한방치료 해도 효과 있나? … 76

—

잘 낫지 않는
신장병
바로 알기

날로 급증세! 신장병
1년에 한 번은 꼭 체크하자!

급·만성 사구체신염, 급·만성 신장염, 급·만성 신부전증, 네프로제증후군, 신우신염, 신경화증, 신혈관성 고혈압, 당뇨성 신증, 임신성 신장병까지 병명도 생소한 신장병으로 말 못 할 고통을 겪고 있는 사람들이 급증하고 있다.

질병관리청에 따르면 우리나라 30세 이상 성인의 만성 신장병 유병률은 10%를 상회하고 있으며, 최근 10년간 만성 신장병 환자 수 및 진료비 모두 2배 이상 증가한 것으로 나타났다. 2012년에는 13만 7천 명이던 만성 신장병 환자 수가 2022년에는 29만 6천 명으로 조사됐다.

그러면서 크고 작은 사회적 문제를 야기시키고 있다. 현대의학에서 신장병은 잘 치료되지 않는 대표적인 만성병이기 때문이다. 신장병을 치료하는 확실한 약이 없다.

그러다 보니 결국 만성병으로 진행되면서 투석이나 이식을 해야 하는 최악의 상황을 맞는 경우도 비일비재하다.

설상가상 신장은 침묵의 장기다. 신장 기능이 20~30% 망가져도 자각 증상은 크게 느껴지지 않는다. 조기 발견이 어려운 이유다.

치료도 잘 안 되고 조기 발견도 어려워 이래저래 치료의 어려움을 겪는 신장병! 어떻게 대처해야 할까?

3가지 검사만 잘해도…

우리 몸에서 신장은 소변을 만들고 내보내는 기관으로 알려져 있다. 소변을 만들고 이것을 몸 밖으로 배출한다고 하니 그저 단순하게 하수 배관 정도로 생각하면 오산이다.

신장은 하루 24시간 쉬지 않고 일하는 장기다. 온몸을 돌고 온 혈액에서 노폐물을 걸러내고 재흡수하는 일을 한다. 또 체내의 수분을 유지하여 인체 내부의 환경을 정상적으로 유지하는 역할도 한다.

이러한 신장 기능에 이상이 생기면 그 후환은 실로 두렵다. 몸속 노폐물

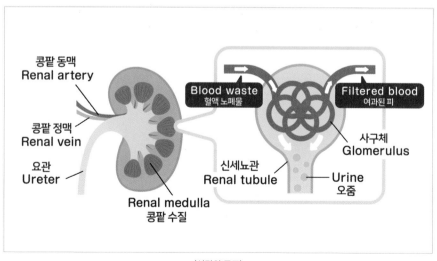

〈신장의 구조〉

이 제대로 배출되지 못하면서 다양한 증상이 나타난다. 부종, 피로, 식욕 감퇴, 수면장애는 물론 혈압도 올리고, 빈혈도 유발한다. 뼈도 약해지고 신경 손상까지 나타날 수 있다.

이런 상태가 오랜 기간 지속될 때 그 종착역은 우리 모두가 두려워하는 투석이고 이식이다.

이러한 신장병을 예방하기 위해서 가장 중요한 것은 신장에 대한 각별한 관심이다. 그 실천은 적어도 1년에 한 번씩 3가지 검사를 꼭 받아보는 것이 좋다.

첫째, 소변검사다.

소변에 단백뇨와 혈뇨가 있는지? 있다면 그 양이 어느 정도 되는지를 알아보고 농축도, 산도, 적혈구와 백혈구의 유무, 세균 및 결정체의 존재 여부를 검사해 봐야 한다. 신장병이 발생하면 초기에 나타나는 증상이 소변에 단백뇨와 혈뇨가 보이는 것이다.

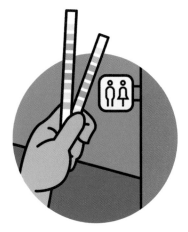

신장이 손상되면 소변을 농축시키는 작용을 잃게 되므로 하루 중 첫 소변의 농축도가 떨어진 경우에는 신장병을 의심해 보는 것이 좋다.

또 소변의 거품이 5분 이상 사라지지 않을 때도 신장병 의심 신호일 수 있으니 이 점도 주의하자.

둘째, 혈액검사다.

혈액 속의 요소, 무기질, 콜레스테롤, 알부민, 칼륨, 당뇨, 헤모글로빈, 단

혈액검사 시 참고해야 할 정상 수치

- **크레아티닌**(Creatinine)
  : 정상수치 0.6~1.3mg/dl
  : 크레아티닌 수치가 1.3을 벗어나면 신장 기능은 50% 정도밖에 작용하지 못한다. 수치가 높아질수록 신장 기능의 손상 정도가 심해진다.

- **요소질소**(BUN)
  : 정상 수치 10~26mg/dl

- **칼륨** : 정상 수치 3.5~5.5mmol/L
  : 체내 칼륨 수치가 7.0 이상이면 신장 기능이 위험한 상황이다.

- **요산** : 정상 수치 3~7mg/dl

- **인** : 정상 수치 2.5~4.3mg/dl

- **헤모글로빈**
  : 정상 수치
  (여)12.0~16.0mg/dl
  (남)13.0~17.0mg/dl

- **알부민** : 정상 수치 3.3~5.2g/dl
  : 1+(소변에 알부민 30mg 함유)
  2+(소변에 알부민 100mg 함유)
  3+(소변에 알부민 300mg 함유)
  4+(소변에 알부민 1,000mg 이상 함유)

- **단백뇨**
  : 정상 수치 120~150mg/L

- **혈뇨** : 정상 수치 4~5/HPF

백 등의 양을 측정하고 크레아티닌(C.R), 혈액 내 요소질소(BUN)의 수치를 측정하여 신장 기능의 이상 유무를 검사할 수 있다.

셋째, 혈압검사다.
신장은 혈압을 높이기도 하고 내리기

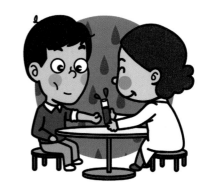

도 하는 역할을 한다. 수분이 몸 안에 고여서 혈액의 양이 많아지면 균형

이 깨지므로 혈압이 오르게 된다. 물론 혈압이 높다고 해서 신장이 다 나쁜 것은 아니다. 그러나 신장이 나쁜 사람은 대개 혈압이 높고, 또 고혈압이 오래되면 신장이 나빠지는 악순환에 빠진다. 특히 고혈압의 원인 중 신장성 고혈압이 가장 많은 비중을 차지하고 있다는 점도 알아야 한다.

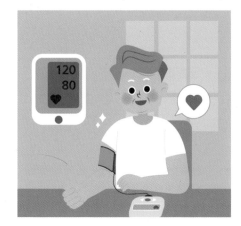

신장병 두고 볼 일 아냐!

신장병 환자들을 힘들게 하는 것은 현대의학에서도 치료가 쉽지 않은 난치 질환에 속한다는 점일 것이다. 운 좋게 신장병을 초기에 발견해 병원에 가면 음식을 조심하면서 두고 보자고 하는 경우가 허다하다. 이로 인해 신장병은 잘 낫지 않는 난치병 영역으로 진입하게 되는 경우가 많다.

물론 한 번 망가진 신장 기능을 다시금 회복시키는 것이 말처럼 쉬운 일은 아니다. 그렇다고 그저 음식 조심이나 하면서 두고 볼 일은 아닌 것이다.

잘 낫지 않는 만성병의 대명사가 된 신장병이 두렵다면 두 가지는 꼭 하자.

<u>첫째</u>, **1년에 한 번씩 소변검사, 혈액검사, 혈압검사를 꼭 하자.**

<u>둘째</u>, **초기·중기라고 방치하지 말고 발 빠른 치료 계획을 세우자.** 음식 관리나 하면서 두고 봐선 안 된다. 적극적인 치료를 해야 한다.

02

신장병의 주범
사구체를 손상시키는 것들

한 번 발병하면 잘 낫지 않는 만성병으로 진행하면서 생명을 위협하는 것이 신장병이다.

신장병은 왜 생길까? 신장병이 생기는 것을 막으려면 어떻게 해야 할까? 그 방법을 알고 싶을 때 가장 먼저 주목해야 할 것이 있다. 바로 사구체다. 신장병은 사구체가 망가져서 생기는 병이다. 따라서 신장병의 치료와 예방에서 가장 중요한 것도 사구체다. 이러한 사구체를 망가뜨리는 것은 무엇일까?

가장 빨리 노화되는 장기는 '신장'

미국 국립보건원의 연구에 의하면 우리 몸에서 노화 속도가 가장 빠른 장기는 신장과 폐인 것으로 밝혀졌다. 신장이 가장 빨리 늙는 이유는 뭘까? 신장은 하는 일 자체가 매우 많고 위험하기 때문일 것이다.

신장은 우리 몸에서 혈액 속 노폐물을 걸러주고 불필요한 수분을 배설하

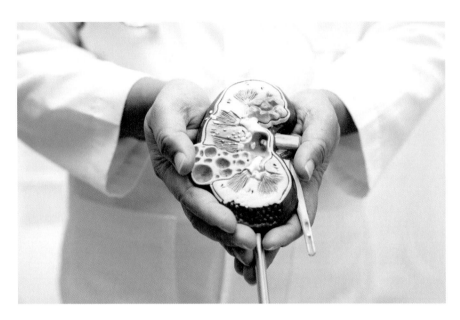

는 기관이다. 심장에서 뿜어져 나오는 혈액의 1/4이 신장에서 걸러지고, 불필요한 노폐물은 소변으로 배출된다.

이때 그 역할을 담당하는 것이 신장의 사구체다.

이러한 사구체는 혈관 덩어리라고 할 수 있다. 수많은 모세혈관들이 실 꾸러미처럼 꼬여 똬리를 틀고 있다.

신장의 사구체는 혈액이 신체 구석구석에서 모아온 노폐물을 걸러내는 핵심 필터 역할을 하며, 여과된 혈액은 사구체 하부의 구조물인 세관을 거치면서 재흡수와 분비 과정을 통해 최종 소변을 만들게 된다.

그런 탓에 신장의 사구체는 하루 24시간 쉬지 않고 일을 한다. 신장 기능이 정상인 경우 사구체는 1분 동안 120ml 정도의 혈액을 걸러서 청소하는 필터 역할을 한다.

체내 대사 과정에서 발생한 각종 노폐물을 걸러내고 불필요한 물질은 소변으로 배설하는 기능을 담당하고 있는 셈이다.

그러다 보니 신장의 사구체는 과부하에 걸리기 쉽다. 특히 혈액 속에 노폐물이 많을 경우 더욱 그렇다. 지속적으로 혈액을 오염시키는 원인이 있다면 신장의 사구체에 막대한 부담을 주게 되고, 그것은 결국 기능 저하를 초래할 수밖에 없다.

그렇게 되면 사구체의 노폐물 여과 기능은 약해지고, 그 결과 사구체에 염증이 생기면서 신장 기능이 서서히 망가지는 수순을 밟게 된다.

혈액을 오염시키는 식품, 약품, 첨가물이 많이 든 가공식품 등 다양한 독소가 체내로 유입되면 혈액을 오염시키고, 오염된 피가 몸 전체를 순환하면서 사구체를 망가뜨릴 수 있다. 그중에서 사구체를 손상시키는 대표적인 주범으로 각별히 조심해야 할 것은 크게 네 가지다.

첫째, 당뇨병이나 고혈압 등 혈관에 손상을 주는 질환들을 오래 앓는 것이다.

혈당이 높으면 지속적으로 혈관에 손상을 주게 된다. 당뇨병의 기본적인 병리는 혈관이 망가지는 것이기 때문이다. 작은 모세혈관 덩어리인 신장의 사구체를 손상시키게 된다.

혈압이 높아도 마찬가지다. 사구체의 미세혈관에 타격을 주게 되면서 각종 신장병의 발아점이 된다.

실제로 만성 신장병을 유발하는 최대 원인은 당뇨와 고혈압이다. 만성 신장병 환자의 60~70% 이상이 당뇨와 고혈압 환자이기도 하다.

둘째, 생채소, 생과일을 지나치게 많이 먹는 것이다.

생채소와 생과일은 몸에 좋은 건강식으로 통한다. 하지만 신장 기능만 놓고 본다면 조심해야 할 음식이다. 생채소, 생과일에 들어 있는 식품 자체의 독성물질도 문제가 되고, 풍부하게 들어 있는 칼륨도 신장 기능에 양날의 칼이 될 수 있다.

생채소와 생과일에는 식물 자체가 스스로를 보호하기 위한 방어용 화학물질도 함께 들어 있다. 이러한 방어용 화학물질은 소화가 안 되게 하거나 염증을 유발하는 방식으로 우리 몸에 영향을 미치는데 이것이 신장 기능을 망가뜨릴 수 있다.

생채소와 생과일에는 칼륨도 풍부하게 들어 있는데 이 또한 문제가 될 수 있다.

칼륨이란 전해질은 90% 이상이 소변으로 배출되는데 고칼륨 상태는 신장에 부담을 줄 수 있기 때문이다. 특히 신장 기능에 이상이 있을 경우 칼륨이 제대로 배출되지 않으면서 몸속에 쌓일 수 있다. 이를 '고칼륨혈증'이라고 한다. 고칼륨혈증은 근육마비, 호흡부전, 부정맥 등을 유발하므로 신장병 환자에게 치명적일 수 있다.

신장 기능을 보호하기 위해서는 생채소나 생과일보다 살짝 데쳐 먹거나 불로 익혀서 먹는 것이 좋다.

셋째, 염분을 과다하게 섭취하는 것이다.

신장은 염분을 배설하는 기관이다. 따라서 과도하게 염분 섭취가 많을 경우 신장에 무리가 갈 수 있다. 너무 짜게 먹으면 신장의 염분 배출 기능에 부하가 걸릴 수 있다는 의미다. 그렇게 되면 몸이 부으면서 신장병이 진행될 수 있다.

너무 짜게 먹으면 물도 많이 마시게 되어 혈액량도 늘어난다. 그렇게 되면 혈압도 올리게 된다. 높은 혈압은 미세혈관 덩어리인 사구체에 지속적인 압력을 가해 손상을 입힐 수 있다.

지나친 염분 섭취는 신장 기능 손상과 밀접한 관련이 있으므로 신장 건강을 지키기 위해서는 꼭 저염식을 실천해야 한다.

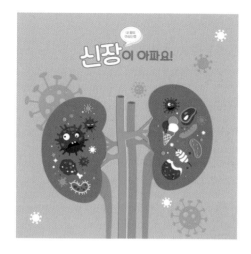

넷째, 단백질을 과다하게 섭취하는 것이다.

단백질은 우리 몸에 들어오면 대사 과정을 통해 질소로 변한다. 이런 과정에서 독성물질인 암모니아 가스를 유발한다. 단백질이 많이 유입될수록 암모니아 발생도 많아지게 되는데 이로 인해 신장의 사구체 기능이 망가질 수 있다. 특히 하루에 쓰고 남은 단백질은 전부 배설되는데 신장을 통해 배설되면서 신장에 과부하가 걸리게 하기도 한다.

한꺼번에 많은 단백질을 섭취하면 암모니아 가스도 신장에 상처를 내고, 신장에 과부하가 걸리게 하면서 신장 기능을 망가뜨릴 수 있다는 걸 꼭 기억해야 한다.

사구체 손상을 알 수 있는 신호들

신장질환은 워낙 무증상·무반응이 대부분이지만 세심한 관심을 갖고 살피면 사구체 손상을 알리는 몇 가지 신호가 있다.

- 이유 없이 몸의 피로감이 심하다.
- 혈압의 변화가 심하다.
- 갑자기 얼굴색이 검게 보인다.
- 자고 일어나면 눈두덩이가 심하게 부어 있다.

- 손을 쥘 때 부은 느낌이 자주 든다.
- 소변에 거품이 지나치게 많고 쉽게 사라지지 않거나 기름기가 둥둥 떠 있다.
- 소변이 콜라색이다.

사구체 손상을 알리는 신호 중 하나라도 나타나면 소변검사를 통해 단백뇨나 혈뇨를 확인하고, 혈압을 측정하며, 혈액검사를 통해 신장의 배출 기능이 잘 유지되고 있는지 알아보는 것이 좋다.

사구체 손상 시 대처법
안타깝게도 한 번 망가진 사구체는 회복되지 않는다. 손상된 사구체가 많아지면 만성 신장병으로 진행한다. 사구체 손상을 적극적으로 막아야 하는 이유다. 그러려면 어떻게 해야 할까?
사구체 손상을 예방하는 것은 건강한 생활습관이 좌우한다. 평소 저염식이, 금연, 절주, 정상체중 유지, 꾸준한 운동 등이 최고의 예방책이 될 수 있다.
사구체 손상이 확인될 경우 발 빠른 대처도 무엇보다 중요하다. 신장 기능은 한 번 나빠지면 되돌릴 수 없기 때문에 신장 기능이 나빠지는 것을 막는 것이 첫 번째로 중요하고, 만약 신장 기능에 이상이 생겼을 경우는 적극적인 치료를 통해 더 이상 나빠지는 것을 막는 것이 두 번째로 중요하다.

03

당뇨병 천만 시대
고혈압 천만 시대
신장병도 급증세!

당뇨병 천만 명 시대다. 고혈압도 천만 명을 넘어선 시대다. 국민병이라 부르는 이유다.

당뇨, 고혈압 환자가 늘어나면서 신장병 환자도 기하급수적으로 늘어나고 있다. 만성 신장병 환자의 60~70%는 당뇨와 고혈압 때문에 발생한다는 통계도 있다.

왜일까? 당뇨병일 때 신장병이 잘 생기는 이유는 뭘까? 고혈압일 때 신장병이 잘 생기는 이유는 뭘까? 당뇨와 고혈압이 신장병과 무슨 상관이 있기에?

신장병의 주범 '당뇨와 고혈압'

당뇨와 고혈압은 평생을 관리해야 하는 질환이다. 평생 약을 먹는 경우도 많고, 조심해야 할 것도 많다. 설상가상 합병증까지 동반하면서 생사를 위협한다. 특히 당뇨와 고혈압은 만성 신장병을 유발하는 주범이다. 만성 신장병 환자의 70% 이상은 두 질환에 의한 것이다. 왜 그럴까?

그 이유는 신장의 구조와 무관하지 않다. 신장은 혈관 덩어리라고 해도 과언이 아니다. 수많은 모세혈관이 뭉쳐져 있다. 미세하고 가느다란 모세혈관들이 꾸러미처럼 꼬여 똬리를 틀고 있는 사구체라는 단위로 이루어져 있기 때문이다.

그러다 보니 혈관에 손상을 입힐 경우 직격탄을 받는 곳도 신장이다. 당뇨로 혈당이 높은 경우도 마찬가지다. 혈당이 높으면 혈액이 끈적끈적해지고 잘 흐르지 못하게 되면서 전신의 세포와 혈관에 손상을 입히게 된다. 신장의 모세혈관 덩어리인 사구체도 손상을 입게 된다. 혈액이 신체 구석구석에서 모아온 노폐물을 걸러내어 소변으로 내보내야 하는 사구체 기능에 이상이 생길 수밖에 없다.

실제로 당뇨병을 오래 앓으면 신장의 사구체 기능이 망가지면서 여과 기능이 제대로 작동하지 않는 경우가 많다.

그렇게 되면 단백질은 소변으로 배출되고, 배출되어야 하는 노폐물은 제대로 배출되지 않으면서 여러 가지 이상 반응이 나타나게 된다. 당뇨병으로 인해 신장병이 생겼을 때 단백뇨가 검출되는 것도 이 때문이다. 신장병의 시작을 알리는 신호탄이 된다.

고혈압도 마찬가지다. 혈압이 높을 때 손상되기 쉬운 장기는 심장, 뇌와 함께 신장이다. 혈압이 높을 경우에도 모세혈관에 계속해서 압력이 가해진다. 모세혈관 덩어리인 신장의 사구체에도 압력이 가해진다. 지속적으로 혈압이 높을 경우 사구체는 정상적으로 대사활동을 못하게 된다.

그렇게 되면 사구체의 여과 기능에도 문제가 생긴다. 특히 염분을 걸러내고 그 노폐물을 몸 밖으로 배출하는 기능도 약해지면서 더 큰 문제가 생긴다. 몸 안의 염분 수치가 높아지면서 곧바로 혈압을 올리게 되고, 그 결

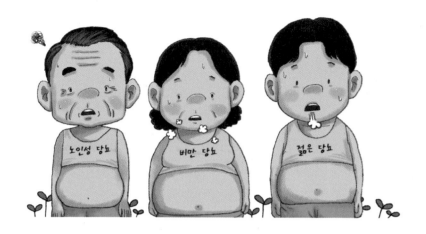

과 고혈압은 더욱더 심해지는 악순환이 이어지기 때문이다.

만성 신장병의 위험인자로 첫 번째로 꼽히는 것이 당뇨병과 고혈압인 것도 이 때문이다.

실제로 대한신장학회가 발간한 '말기 신장병 팩트시트 2024'에 따르면 우리나라 말기 신장병의 주요 원인 질환 중 당뇨병이 48%의 비중을 차지하는 것으로 나타났다.

당뇨·고혈압으로 신장 기능에 문제가 생기면…

가장 손쉽게 알 수 있는 신장병 의심 신호는 단백뇨와 혈뇨이다.

단백뇨는 소변으로 단백질이 배출되는 것을 말한다. 소변에서 단백질이 조금이라도 보이면 일단 신장에 문제가 생겼다고 봐야 한다.

혈뇨도 마찬가지이다. 소변에서 갈색 피가 보이면 신장의 사구체에 이상이 생긴 것을 의심해 봐야 한다.

신장의 필터 역할을 하는 사구체는 노폐물은 잘 걸러주지만 혈액이나 단백질은 통과하지 못하게 한다.

하지만 사구체의 작은 혈관들이 손상을 입으면 소변으로 혈액이나 단백질이 빠져나가면서 혈뇨와 단백뇨가 발생한다. 사구체의 손상이 심할수록 단백뇨와 혈뇨가 더 많이 나온다.

이런 상태가 3개월 이상 지속되면 만성 신장병으로 진행될 수 있으므로 단백뇨와 혈뇨가 보이면 발 빠르게 대처해야 한다.

기본적으로 당뇨나 고혈압 환자는 별 증상이 없더라도 일 년에 1~2회 정도 반드시 정기적인 소변검사와 혈액검사를 통해 몸 상태를 체크하는 것이 좋다.

신장 기능은 30~50%까지 손상되어도 아무런 증상을 나타내지 않는 경우가 많아서 적절한 치료 시기를 놓쳐 손 쓸 수 없는 상황에 이르기도 한다는 점을 꼭 염두에 두어야 한다.

당뇨·고혈압일 때 신장병 막으려면…

당뇨나 고혈압처럼 혈관에 손상을 주는 질환을 오래 앓으면 신장의 사구체에 문제가 생길 수밖에 없다. 임상에서 만나는 만성 신장병 환자도 당뇨병이나 고혈압 같은 기저질환을 갖고 있는 경우가 70% 이상을 차지한다. 우리나라에서 투석을 하게 되는 제일 흔한 원인도 당뇨병이다.

그렇다 하더라도 당뇨나 고혈압이 만성 신장병으로 진행될 수 있다는 것을 일찍부터 자각하고 적극적인 대처를 한다면 당뇨나 고혈압성 신장병을 예방하는 것도 가능하다.

그러기 위해 무엇보다 중요한 것은 철저하게 혈당 관리를 해야 하고 혈압 관리를 해야 한다. 혈당치를 정상에 가깝게 조절해야 하고 혈압도 정상으로 유지하는 것이 중요하다.

혈당과 혈압 관리의 기본 중의 기본은 다들 잘 아는 바와 같이 다음 3가지다.

첫째, 비만 관리를 해야 한다. 정상 체중을 유지하기 위해 과식, 폭식, 지나친 탄수화물 섭취를 자제하는 등 피나는 노력을 해야 한다.

둘째, 꾸준한 운동을 해야 한다. 식후 30분 ~1시간 정도의 운동은 혈당과 혈압을 떨어뜨리는 데 약보다 더 효과적이라는 연구 결과도 있다.

셋째, 철저한 식이요법을 해야 한다. 무엇보다 혈액을 오염시키지 않는 식사를 해야 한다. 지속적으로 혈액을 오염시키는 식사를 하면 여과할 때 신장에 막대한 부담을 주게 된다. 신장 기능을 더욱더 악화시키는 기전으로 작용한다.

따라서 신장에 좋은 식이요법의 기본은 소식하고, 저염식을 하고, 제철 채소와 근채류, 콩류, 버섯류, 해조류 위주로 먹되 익혀서 먹는 것이 좋다. 생채소와 생과일은 신장 기능에 좋지 않다. 생채소에는 식물이 스스로를 지키는 방어물질이 들어 있는데 이것이 우리 몸속에 들어가면 소화장애와 염증을 일으킬 수 있다. 게다가 생채소와 생과일의 찬 냉성도 소화를 어렵게 하고 장에 독소를 만들 수 있어 신장 기능을 손상시키는 데 일조를 하게 된다.

동물성 식품도 금하는 것이 좋다. 육류와 같은 동물성 식품은 소화가 잘 안 되면서 장내에서 부패하기 때문에 혈액을 더럽힌다.

첨가물이 들어 있는 가공식품이나 인스턴트식품, 정제한 식품도 혈액을 오염시킬 수 있으므로 되도록 금해야 한다.

이 같은 생활을 통해 혈당 관리와 혈압 관리를 철저히 한다면 만성 신장병으로 진행되는 것을 막는 데 도움이 될 수 있다.

이런 생활과 함께 한방치료까지 접목하면 보다 효과적인 혈당 관리와 신장 기능 보호에 도움이 될 수 있다고 본다.

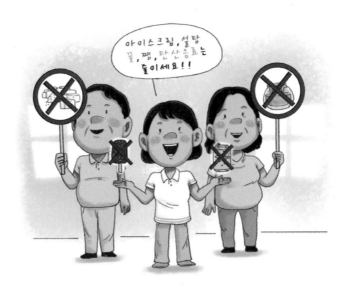

40여 년 동안 한방으로 신장병을 치료하면서 확신하게 된 것은 현대의학에서도 확실한 치료약이 없는 만성 신장병 치료에 한방치료를 접목하면 보다 나은 치료 효과를 이끌어낼 수 있다는 것이다. 임상에서 수많은 치유 사례를 접하면서 내린 결론이다.

당뇨나 고혈압 합병증으로 발생하는 만성 신장병 치료에 한방치료는 놀랄 만한 치유 효과를 나타내는 경우가 많다.

신장병을 치료하는 한약 처방으로 개발한 12씨앗요법은 12가지 씨앗 약재를 법제화하여 과립으로 만든 한약인데 기본적인 약성이 혈액순환을 좋게 하고 오장육부의 기능을 보강하는 효과가 있다.

이러한 12씨앗요법에 최고의 약재로 꼽힐 만큼 약성이 뛰어난 침향을 병행해서 쓰면 당뇨나 고혈압 치료에도 도움이 되면서 신장 기능도 회복시키는 이중의 작용 기전을 나타내게 된다.

침향도 혈액을 맑게 하고 모세혈관을 강하게 하며 혈액순환을 강력하게 촉진하면서 막힌 것을 뚫어주는 약성이 뛰어나기 때문이다.

특히 침향에는 당뇨병과 고혈압을 예방하고 치료하는 특별한 성분이 함유돼 있기도 하다.

침향의 망기페린 성분은 폴리페놀의 일종인데 혈당 수치를 조절하는 효능이 있어서 급격한 혈당 상승을 막아주는 작용을 한다.

침향의 약효 성분 중 하나인 베타 셀리넨 성분은 혈압 관련 질환 개선에 도움이 되고 신장의 염증 완화 및 개선에도 효과적이어서 그야말로 침향은 신장질환 개선에 최적화된 약성을 가진 약재라고 해도 과언이 아니다.

비록 고가여서 대중적으로 쓰는 데 제약이 따르지만 당뇨병이나 고혈압으로 인한 만성 신장병 치료에 한약 처방인 12씨앗요법과 침향의 병행 처방은 최선의 선택이 될 수 있다고 본다.

당뇨나 고혈압 합병증으로 생기는 신장병은 대부분 만성 신부전으로 진행되므로 최대한 빨리 적극적인 치료를 하는 것이 무엇보다 중요하다는 것을 꼭 기억했으면 한다.

04

흔한 감기가
신부전증으로…

감기는 흔한 질환으로 분류되지만 결코 얕잡아 봐서는 안 된다. 흔한 감기가 치료해도 잘 낫지 않는 만성 신장병의 시초가 되는 경우가 종종 있기 때문이다. 혈액 투석에 이르게 된 최초의 계기가 감기였다는 경우도 의외로 많다.

흔하게 앓는 감기가 신부전증을 일으키고, 중증의 신장질환으로 진행되어 돌이킬 수 없는 화근이 되는 걸 막으려면 어떻게 해야 할까?

만병의 근원 감기… 신장병도 유발

감기가 만병의 근원이 된다는 말은 자주 듣는 말이다. 신장병의 발병에도 감기가 깊숙이 관여돼 있다는 사실을 아는 사람은 별로 없다. 감기는 신부전증과 밀접한 관련이 있다. 신장이 건강한 사람은 감기에 걸렸다고 해서 그대로 신부전증이 되거나, 그대로 악화되어 혈액 투석이 필요한 경우는 그리 흔하지 않다.

하지만 확실한 것은 감기와 신부전증이 매우 밀접한 관계에 있다는 것이다. 그 대표적인 예가 급성 신부전이다. 감기에 걸린 것이 계기가 되어 급성 신부전이 되는 경우는 임상에서 심심찮게 접할 수 있다.

물론 이럴 경우 급성 신부전 환자들은 대부분 안정을 취하는 것만으로 한 3개월 정도 지나면 완전히 치유가 된다.

하지만 주의할 것은 그중 일부는 신염을 악화시켜 만성화돼버리는 환자도 더러 있다는 것이다.

급성 신부전이 만성 신염이 되고, 만성 신염을 치료하지 않고 방치하면 결국 만성 신부전이 되면서 중증의 신장질환으로 진행되어 투석을 해야 하는 처지에 이르기도 한다.

감기는 또 사구체신염 중 하나인 I.G.A 신증과도 밀접한 관계가 있다는 사실도 간과해선 안 된다. 만성 신염의 대표인 I.G.A 신증 역시 감기가 원인이 되어 발병하는 경우가 허다하다.

그런데 문제는 I.G.A 신증은 처음부터 만성 신염의 양상을 띠기 때문에 만성 신부전으로 진행이 되고, 결국 투석에 이르게 되는 경우가 많다.

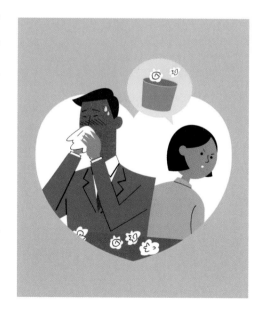

물론 감기가 원인이 되어서 신장질환이 되고, 결국 만성 신부전이 되어 투석에 이르는 경우는 감기를 치료하지 않고 방치하거나 오랫동안 치료가 되지 않아 악화시킨 경우다.

2~3일 정도 앓고 치료가 되는 감기라면 크게 걱정할 일은 아니지만 결국 감기와 신장병은 원인관계에 있는 만큼 절대 가볍게 여겨서는 안 된다는 점을 꼭 기억해야 한다. 간혹 I.G.A 신증의 경우는 2~3일 정도의 가벼운 감기가 원인이 되어 발병하는 경우도 있기 때문이다.

감기에서 신장병으로 진행 막으려면…

일반적으로 감기에 걸리게 되면 체력이 떨어지게 되므로 몸이 몹시 약해진다. 몸의 저항력도, 면역력도 저하되고 떨어진다.

건강한 신체를 가지고 있던 운동선수가 감기를 계기로 신장이 망가져서 투석까지 진행된 예도 있으므로 감기를 절대로 가볍게 봐선 안 된다.

실제로 혈액 투석으로 진행된 중증의 신장병 환자들을 조사해 본 결과 최초의 계기가 감기였다고 밝힌 경우도 적지 않다.

따라서 신장병을 예방하기 위해서도 감기를 방치하거나 오래 앓아선 안 된다. 감기가 신장병으로 진행되는 것을 막기 위해서는 다음 3가지 수칙을 지키는 것이 좋다.

첫째, 감기에 걸렸다면 무조건 만사 제쳐두고 안정을 취해야 한다.

둘째, 적절한 영양 섭취를 통해 몸의 면역력을 높여야 한다.

셋째, 완치 시점에서는 반드시 소변검사를 실시해 단백뇨의 유무를 확인해야 한다. 단백뇨의 발생은 신장이 손상되었음을 나타내는 가장 확실한 지표다. 지속적인 단백뇨는 만성 신장병의 대표적인 소견이라고 할 수 있다. 간단한 소변검사를 통해서도 단백뇨 유무를 확인할 수 있으므로 감기를 앓은 뒤에는 꼭 소변검사를 해보는 것이 좋다.

05

혹시 나도 신장병?
신장병 의심 신호들

신장병은 잘 낫지 않기로 악명이 높다. 많은 환자들이 현대의학으로 치료해도 잘 낫지 않아 말 못 할 고통을 겪고 있다. 그런데 문제는 신장병은 크게 관심을 가지지 않으면 본인조차도 자각하지 못할 정도로 은밀하게 진행된다는 점이다. 아무런 자각 증상이 없다가 어느 날 갑자기 돌이킬 수 없는 시한폭탄이 된다.

진료실에서 가장 안타까운 점도 바로 이것이다. 환자들 대부분이 치료 시기를 놓치고 중증이 되어서 찾아오는 경우가 많다. 조금 더 일찍 발견했더라면 얼마든지 치료할 수 있었던 것을 치료 시기를 놓쳐 돌이킬 수 없는 경우가 허다하다.

다른 병도 그러하듯 신장병 치료도 조기 발견이 가장 중요하다. 일찍 발견하면 얼마든지 손쉽게 치료할 수 있다. 그런 까닭에 신장병을 알아챌 수 있는 의심 신호들을 알아두는 것은 반드시 해야 할 일이다.

혹시 나도 신장병? 의심 신호들

주기적으로 소변검사나 혈액검사를 통하여 신장의 이상 유무를 체크하는 것이 가장 이상적인 체크법이다. 그러나 바쁘다는 핑계로 소홀히 하게 되는 경우도 많다. 하지만 적어도 소변을 볼 때만이라도 주의를 기울이고 관심을 가진다면 조금 더 일찍 신장병을 발견할 수도 있을 것이다. 소변을 볼 때 혹은 평상시 다음과 같은 증상이 나타나면 신장병을 의심해 봐야 한다.

1 소변을 볼 때 통증이 있다.

2 몸이 무겁고 늘 피로하다.

3 소변이 잘 나오지 않는다.

4 소변이 붉거나 콜라색이다.

5 얼굴색이 검게 변했다.

6 갈비뼈 하단 부위에 전에 없던 통증이 있다.

7 고혈압이 생겼다.

8 손발이 갑자기 냉해졌다.

9 눈두덩이나 손발이 잘 붓는다.

10 소변의 횟수가 증가했다.

11 속이 느글거리고 간혹 구역질 증세가 있다.

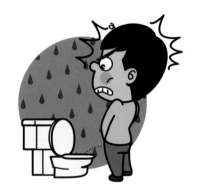

이런 증상이 2~3개월 이상 지속될 때는 신장병을 의심해 봐야 한다. 그럼에도 불구하고 대부분의 신장병은 질환이 상당히 진행되어도 자각 증세가 없어 잘 알지 못하는 경우가 더 많다. 우리 몸의 많은 부분은 보상작용이 잘 발달되어 있어서 일부의 기능이 손상되더라도 나머지 부분은 원래의 기능으로 보상하려는 노력을 하기 때문이다.

신장 역시 예외가 아니다. 대개 신장 기능의 20~30%가 감소되어도 임상적으로는 큰 변화가 느껴지지 않는다. 신장 기능이 점차 나빠지면서 전신무력감, 식욕부진, 체중감소 등의 증세가 생길 수는 있으나 신장 기능과 관련된 특별한 증세가 나타나지 않는 경우가 더 많다.

하지만 신장이라는 장기는 일단 질환에 걸리게 되면 보상작용보다는 상실되어가는 쪽이 더 크기 때문에 현대의학에서도 난치성 질환으로 생각하고 있다. 한 번 나빠진 신장은 다시 좋아질 수 없다는 인식이 팽배해 있다. 그만큼 치료가 까다로운 질환이므로 평소 신장병을 의심할 수 있는 징후가 포착되면 결코 무시해선 안 된다.

신장병이 의심되는 7가지 증상

부종 | 신장병 환자는 흔히 "아침에 일어나면 얼굴이 부은 것 같다."거나 "반지가 꽉 끼거나 신발이 꽉 낀다."고 하면서 병원을 찾게 된다. 대개 신장 질환에 의한 부종은 소변 중 많은 양의 단백질 손실, 체내 알부민 저하, 염분과 수분의 체내 계류량의 증가로 인하여 생긴다. 아침에 자고 일어나면 안검 주위와 얼굴의 부종이 심해지고 고혈압을 동반할 수 있다. 이러한 부종이 나타날 때는 신장병을 의심해 봐야 한다.

혈뇨 | 소변에서 적혈구가 나오는 것을 혈뇨라고 한다. 신장 자체의 병변에 의하여 혈뇨가 나올 경우 대개 소변을 통하여 나온 적혈구가 단백질과 결합해 원통 모양의 적혈구 원주를 형성하는데 이는 혈뇨의 원인이 신장의 사구체에서 유래했다는 것을 증명하는 것이기도 하다.

단백뇨 | 신장을 통과해 소변으로 빠져나가는 단백질은 극히 일부로서 세뇨관에서 분비되어 소변으로 배출되는 소량의 단백질과 합해 하루에 105mg 이상을 넘지 않는다. 그런데 만약 하루에 150mg 이상의 단백질

이 소변으로 배출되면 병적인 단백뇨라 할 수 있다. 단백뇨는 각종 신장염의 신증후군을 초래할 수 있는 여러 질병 등에서 나타날 수 있으므로 주의해야 한다.

핍뇨(양이 적음) | 사람은 하루에 평균 1L~1.5L의 소변을 배출하며, 수분 섭취 정도에 따라 소변의 양은 변할 수 있다. 체내에 있는 노폐물 배출을 위한 하루 최소의 소변량은 약 500cc이며, 그 이하로 소변을 볼 경우 핍뇨라 한다.

핍뇨는 급성 신부전이나 급속 진행성 신부전을 일으키는 모든 질병에서 나타날 수 있으며, 신장으로 가는 혈관이 막히거나 급속한 신장의 괴사가 일어날 경우 아예 소변이 나오지 않을 수도 있다.

다뇨(잦음) | 하루 3L 이상의 소변을 보는 것을 말한다. 신장의 세뇨관이 망가지거나 이상이 생기면 다량의 소변을 보게 된다.

야뇨(밤 소변) | 신장 기능에 이상이 생길 경우에는 소변 농축 기능이 감소해 야뇨가 발생한다.

고혈압 | 신장의 이상으로 인한 고혈압의 발생 원인은 두 가지로 나눌 수 있다. 첫째, 신장염에 의한 수분과 염분의 저류로 인한 경우와 둘째, 신동맥의 협착으로 인한 호르몬의 과잉 생산에 기인한다.

신동맥성 고혈압은 ▶가족력이 없으며 ▶25세 이전 혹은 45세 이후에 갑자기 심한 고혈압이 생기는 경우 ▶심한 두통을 동반하며 ▶고혈압으로 인한 눈의 혈관 변화가 심한 경우 ▶일반 고혈압 약제에 반응이 없는 경우에 의심해 볼 수 있다.

이상의 증상이 나타나면 신장병에 대한 각별한 주의를 기울여야 한다. 난치병으로 통하는 신장병도 초기에 발견하면 얼마든지 치료할 수 있다는 것을 꼭 기억했으면 한다.

신장병을 예방·치료하는
중요한 습관
6가지

01

신장 기능 튼튼히 하려면
꼭 '숙면'하기

40여 년간 한방으로 신장병을 치료하면서 안타까운 경우도 많았다.

30대 젊은 남성이 만성 신장병으로 결혼조차 포기한 경우도 봤고, 심지어 어린 아이가 스테로이드 치료의 부작용으로 달덩이 같은 얼굴이 돼서 온 경우도 보면서 말할 수 없이 안타까웠던 적도 있었다.

별 대수롭지 않게 생각했던 신장병이 많은 현대인들을 위기로 몰아넣고 있다.

한 번 발병하면 잘 낫지 않고 계속 진행되면서 힘든 혈액 투석을 해야 하는 경우도 많고, 생사를 좌우하기도 한다.

그런데 문제는 해마다 신장병 환자가 급증하고 있다는 데 있다. 그 추세가 너무 가팔라 의학계의 고민도 크다. 무엇이 문제일까?

신장병 연구에 평생을 쏟아온 의료인의 한 사람으로서 '어떻게 하면 현대인의 신장 기능을 튼튼히 할 수 있을까?' 고민할 수밖에 없었던 이유다.

그 방법의 하나로 강조하고 싶은 것은 바로 '숙면'이다. 잠을 푹 잘 자는 것이 신장 기능을 높이는 데 바로미터가 된다고 보기 때문이다. 그 이유를 소개한다.

신장은 건강의 '핵심 축'

신장에 대한 가장 기본적인 상식은 소변을 만들고 배출하는 장기라는 것이다. 소변을 만들고 몸 밖으로 배출한다고 하니 단순히 하수 배관 정도로 생각하는 사람도 더러 있다. 하지만 신장은 그보다 훨씬 더 중요하고 많은 일을 한다. 굵직굵직한 기능 몇 가지만 봐도 그렇다.

- 체내 노폐물을 제거한다.
- 체내 수분 균형을 조절한다.
- 혈압을 조절하는 호르몬을 분비한다.
- 성장을 조절하는 비타민을 합성한다.
- 적혈구의 생성을 조절한다.
- 성호르몬을 분비한다.

이렇듯 다양한 기능을 담당하고 있는 신장은 건강의 핵심 축이라 할 수 있다. 한의학에서는 2천 년 전부터 "건강의 중심은 신장에 있다."고도 했다.

한의학에서 신(腎) 기능은 인간의 생식기 전반을 아우른다. 남성의 경우 생식 능력과 정력 문제, 전립선 질환도 신장 기능과 밀접한 관계를 갖고 있다고 본다.

여성의 경우 임신과 출산뿐 아니라 여성 생식기와 관련된 다양한 질환과 산부인과 질환도 신장 기능과 관련이 있다고 본다.

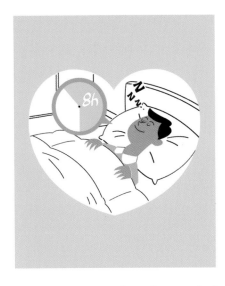

따라서 인류의 역사가 이어질 수 있었던 것도 따지고 보면 신장에서 비롯된 것이며, 인간의 근본도 바로 신장에 있다고 할 수 있다.

누가 뭐래도 신장은 기혈 순환을 좌우하는 핵심 장기이다. 생명에너지인 기, 혈액, 수분이 우리 몸속에서 원활히 순환되도록 해서 건강한 환경을 만드는 중추 역할을 한다고 할 수 있다. 따라서 신장에 병이 들면 우리 생명도 직격탄을 맞을 수밖에 없다.

신장 기능을 튼튼히 하는 손쉬운 방법

신장 기능을 보호하고 튼튼하게 하는 데는 다양한 조건들이 있을 수 있지만 그중에서도 가장 강조하고 싶은 것은 바로 '잠을 잘 자는 것'이다.

잠을 잘 자는 것은 신장 기능을 좋게 하는 바로미터가 된다. 신장 기능이 저하된 사람 중 대부분은 쉽게 잠들지 못하고, 선잠을 자고, 자다가 깨면 다시 잠들지 못하는 경우가 많다. 질 좋은 잠을 자지 못하면 신장 기능 저하로 이어진다. 신장 기능을 좋게 하려면 매일 밤 숙면을 취하는 것이 무엇보다 중요하다.

한의학에서는 하루 24시간 동안 각 장기가 활발하게 일하는 시간대와 쉬고 회복에 전념하는 시간대가 따로 있다고 본다. 신장 기능을 회복하는 시간대는 밤 2시부터 4시 사이다. 참고로 밤 0시~2시 사이는 몸과 뇌를 치유하고 대사를 촉진하는 성장호르몬이 뇌하수체에서 분비되는 시간대로 본다. 따라서 신장 기능을 튼튼하게 하려면 밤 2시부터 4시 사이에는 반드시 숙면을 취하는 것이 좋다.

그런데 많은 현대인들이 밤에 잠을 제대로 자지 못하는 불면증을 호소하고 있어 우려스럽다.

한의학적으로 볼 때 밤에 잠을 잘 자지 못하는 불면증의 주범은 머리에 지나치게 많은 열이 모이기 때문이다. 이른바 상열하냉(上熱下冷)과 무관하지 않다고 본다. 상열하냉의 뜻은 상반신은 뜨겁고 하반신은 차갑다는 의미다.

물론 따뜻한 것은 위로, 차가운 것은 아래로 모이는 성질이 있기는 하다. 물이나 공기도 마찬가지다. 사람의 몸도 따뜻한 혈액은 위로, 차가운 수분은 아래로 모이기 쉽다.

설상가상 머리를 사용하는 생각이 많거나, 운동이 부족하거나, 냉방·난방이 잘 되는 환경이라면 상열하냉은 더욱더 심해진다. 현대인들 대부분이 상열하냉에 노출돼 있는 것도 이런 환경 탓이기도 하다.

문제는 상열하냉인 사람은 취침 시 뇌가 잘 진정되지 않아 좀처럼 잠들기가 어렵다는 데 있다. 밤에 잠을 푹 잘 자고 질 좋은 수면을 취하기 위한 중요한 키워드는 바로 '두한족열(頭寒足熱)'이다. 머리는 차게 하고 하체를 따뜻하게 해야 한다는 뜻이다.

자연스럽게 잠들기 위해서는 반드시 머리의 온도를 낮춰야 한다. 머리를 식히면 잠이 잘 오고 신장 기능까지 튼튼하게 만든다.

따라서 신장 기능을 튼튼하게 하고 싶다면 반드시 잠자기 전에 꼭 머리를 식혀보자. 간단하게 머리를 식히는 방법도 있다.

찬물에 적신 물수건을 살짝 짠 후 비닐봉지에 넣어서 15~20분 정도 머리 밑에 깔고 있으면 된다. 후두부 아래쪽이 닿도록 하고 어깨에는 닿지 않도록 한다.

또 찬물에 적신 물수건을 비닐봉지에 넣어 눈에 살포시 10~20분간 올려 두는 것도 좋다. 머리의 온도를 낮추는 데 도움이 된다.

신장병이라면 초기부터 적극적으로 치료해야

신장병이 무서운 것은 확실한 치료 약이 없다는 데 있다. 신장병은 현대의학적 측면에서도 뚜렷한 치료 방법이나 특별한 치료 약이 없다는 게 정설이다. 스테로이드제제나 혈압 강하제, 경우에 따라서는 이뇨제, 소염제를 쓰지만 잘 낫지 않으면서 신장 기능은 점점 상실되어가는 수순을 밟는다. 사정이 이런 데도 오로지 병원치료에만 매달리는 경우가 많아 안타까울 때가 많다. 시야를 조금 넓혀 보았으면 한다. 암도 고치는 시대다. 신장병이라고 못 고칠 이유가 없다. 신장병 초기부터 양방과 한방치료를 병행하는 것은 치료 효과를 월등히 배가시킬 수 있는 좋은 방법이라고 확신한다. 신장병에 한약은 안 된다고 말하는 사람이 아직도 더러 있지만 신장병에 한약 치료제인 12씨앗요법과 침향을 병행 사용해서 좋은 효과를 본 임상 케이스는 적지 않다.

신장병 치료에서 중요한 것은 양방치료냐, 한방치료냐 하는 것은 결코 아닐 것이다. 한 사람이라도 신장병의 고통에서 벗어나게 해줄 수 있다면 그것이 의학의 본분이 아닐까 싶다.

02

신장병일 때
식이요법 대원칙 4가지

"**신**장병 환자는 뭘 먹어야 하나요?"

신장병 치료를 전문으로 하면서 거의 날마다 듣는 말이기도 하다. 신장병 환자는 뭘 먹어야 하는지 다들 궁금해 한다. 실제로 신장병 치료에 있어 깐깐한 식이요법은 치료만큼 중요하다. 식이요법에 따라 각종 신장 수치가 널뛰기를 할 수도 있기 때문이다.

그렇다면 신장병 환자의 식이요법은 어떠해야 할까?

신장은 큰 범주에서 두 가지 일을 한다고 볼 수 있다. 하나는, 음식으로 먹은 물을 제거하는 일이고, 다른 하나는, 단백질 부산물을 걸러내는 일이다. 신장의 주임무가 노폐물을 걸러내는 일이라고 하는 것도 이 때문이다. 사정이 이렇다 보니 신장 기능은 무얼 먹는가에 따라 직접적인 영향을 받기도 한다. 신장병일 때 식이요법이 무엇보다 중요한 이유이고, 신장병 환자들에게 식이요법의 중요성을 강조하는 이유이기도 하다. 신장병일 때 먹거리의 대원칙은 크게 4가지다.

첫째, 저염식을 해야 한다.

반드시 소금 섭취량을 제한해야 한다. 소금을 많이 섭취하면 혈압이 상승하고 몸이 부으면서 신장 기능이 더 빨리 나빠지게 할 수 있기 때문이다. 식사에서 소금 섭취량을 줄이려면 다음과 같은 전략을 쓰는 것이 좋다.

- 조리할 때 소금, 간장, 된장 등의 양을 줄여서 서서히 싱거운 입맛에 익숙해지도록 해야 한다.
- 국이나 찌개는 국물 대신 건더기 위주로 먹도록 한다.
- 가공식품, 인스턴트식품 등은 나트륨 함량이 높으므로 섭취를 삼간다.
- 양념으로 식초, 레몬즙, 후추, 겨자, 양파, 파, 마늘 등을 많이 사용하면 달콤새콤한 맛을 즐길 수 있다.
- 장아찌나 젓갈류는 피한다.

둘째, 동물성 단백질을 줄여야 한다.

단백질은 우리 몸의 근육 생성과 신진대사에 중요한 역할을 한다. 그래서 꼭 필요한 영양소이기도 하다. 하지만 단백질의 과다 섭취는 신장 기능을 망가뜨리는 주범이다. 일례로 저녁 회식 때 허리띠 풀고 갈비 2~3인분을 한꺼번에 먹어서는 안 된다. 이럴 경우 과잉 섭취한 단백질은 우리 몸의 간과 신장에 큰 부담을 준다. 과잉 섭취한 단백질은 지방으로 바뀐 후 간에서 분해되고 그 부산물은 신장을 통해 몸 밖으로 배출되기 때문이다.

따라서 단백질을 과잉 섭취하면 신장은 그것을 처리하느라 기진맥진하게 된다. 그것이 지속적으로 이어지면 신장 기능에도 문제가 생길 수밖에 없다. 신장의 사구체를 망가뜨린다.

특히 동물성 단백질의 과잉 섭취는 신장 기능을 망치는 지름길이다. 공장에서 사료를 먹여서 키운 소, 돼지, 닭고기에는 신장 기능을 망가뜨리는 다양한 염증 물질과 화학물질이 들어 있기 때문이다.

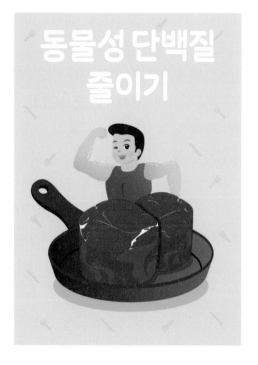

신장병일 때 동물성 단백질의 섭취는 연어, 새우, 가리비, 오징어, 굴, 조개, 홍합 등 자연산 생선이나 조개류를 통해서 섭취하는 것이 좋다. 그것도 하루 단백질 필요량에 맞게 섭취해야 한다. 한꺼번에 왕창 먹는다고 해서 몸속에 저장되지 않는다. 필요량 이상 먹은 단백질은 그날 바로 신장을 통해 배설된다. 많이 먹어서 배설할 양이 많으면 당연히 신장 기능에 과부하가 걸리고 신장은 망가질 수밖에 없다.

셋째, 씨앗식품을 조심해야 한다.

식물은 씨앗을 통해 종족 보존을 한다. 그러다 보니 씨앗을 보호하기 위해 나름대로 전략도 세우고 있다. 독을 퍼뜨리거나 마비시키거나 감각을 혼란하게 만드는 등의 방법을 쓴다. 씨앗식품을 먹으면 더부룩하고 소화가 잘 안 되는 것도 이 때문이다.

따라서 신장병일 때 식이요법의 중요한 원칙 가운데 하나는 씨앗식품을 조심해야 한다는 것이다. 되도록 먹지 않는 것이 좋다.

이러한 씨앗식품은 참으로 광범위해서 사실 실천하기가 가장 까다로운 문제이기도 하다. 일례로 곡물도 씨앗식품이다. 현미, 보리, 콩, 밀, 옥수수 등이 모두 씨앗식품이다. 따라서 신장병일 때는 현미, 보리, 콩, 옥수수, 밀 등도 좋지 않다. 우리가 지금 최고의 건강식이라고 여기는 통곡물밥이나 통곡물빵도 먹지 않는 것이 좋다. 신장염의 발생에 기여할 수 있다.

이렇게 말하면 납득할 수 없다는 사람도 많다. 그럼에도 변할 수 없는 사실은 현미, 보리, 콩 등 곡물에는 식물이 스스로를 방어하기 위해 사용하는 방어 물질이 들어 있다는 것이다. 이들 물질은 우리 몸에 염증을 일으킬 수 있고, 이들 염증성 물질이 세포 곳곳에 달라붙어 세포 신호 전달 체계도 망가뜨릴 수 있다는 보고도 있다. 적어도 신장 기능을 보호하기 위해서는 씨앗식품의 섭취는 각별히 조심해야 한다.

씨앗식품에는 씨앗채소도 포함된다. 따라서 신장병일 때 토마토, 호박, 오이, 가지, 피망 등 씨앗이 들어 있는 채소도 요주의 식품에 속한다. 특히 토마토를 놓고 말이 많다. 토마토는 빨간 영양제로 불릴 만큼 최고의 식품으로 통한다. 그런데 토마토가 신장병에 좋지 않다고 하면 다들 믿지 못하겠다는 반응을 보인다.

하지만 신장병에 토마토는 결코 좋은 식품이 아니다. 생으로 먹으면 안 되고, 익혀서 먹어도 그리 좋다고 할 수 없다. 신장병일 때 토마토는 먹지 않는 것이 좋다.

과일도 씨앗식품에 속한다. 그런 만큼 신장 기능을 손상시킬 수 있다. 과일에 들어 있는 과당이 문제가 된다. 과일의 과당은 신장질환의 주된 원인이 된다.

과일을 통해 섭취한 과당은 대부분 먹으면 먹는 대로 곧바로 대사가 진행돼 중성지방으로 전환된 후 간에 저장되면서 요산과 기타 지방 형태로 전환된다. 여기서 주목할 것은 요산이다. 요산은 혈압뿐만 아니라 신장의 사구체 시스템에도 직접적인 영향을 미친다. 신장병의 진단 기준에서 요산 수치가 중요한 항목을 차지하는 것도 이 때문이다.

간으로 가지 않은 과일의 과당도 문제가 된다. 신장으로 곧바로 가서 신장의 여과시스템에 직접적인 손상을 유발하기 때문이다.

따라서 신장병에 과일은 요주의 식품이다. 신장 기능을 공격할 수 있다. 신장을 보호하려면 과일은 되도록 먹지 않는 것이 좋다. 그래도 꼭 먹어야 겠다면 제철 과일을 익혀서 아주 적은 양을 먹는 것으로 대신해야 한다.

넷째, 가공식품을 조심해야 한다.

특히 가공음료를 조심해야 한다. 요즘 들어 젊은 연령층에서 신장병 환자가 급증하고 있는 것도 가공음료와 무관하지 않다. 콜라, 사이다, 에너지음료까지 각종 가공음료에 들어 있는 화학물질이 문제가 된다. 이들 화학물질이 분해되고 배설되는 과정에서 신장의 사구체를 손상시킨다. 또한 이들 화학물질은 우리 장내의 미생물도 교란시킨다. 정상적인 장 기능까지 손상시켜 각종 장 트러블을 일으킨다.

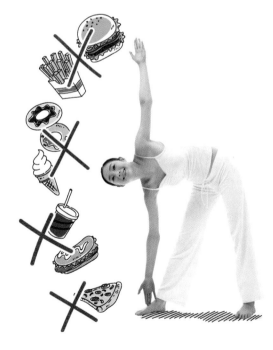

특히 가공음료에 들어 있는 인공감미료는 인슐린 반응을 촉진

해 당뇨병의 주범이 되기도 하는데 이 또한 신장 기능에는 치명타가 된다. 가공식품도 마찬가지다. 패스트푸드, 초가공식품, 반조리식품 등은 대부분 유전자조작식품인 옥수수, 대두, 밀 등으로 만든다는 것을 명심해야 한다. 염증성 물질과 각종 미심쩍은 화학물질이 범벅돼 있어 장 내벽도 손상시키고 신장의 사구체도 망가뜨리는 주범이 된다.

신장병이 아니더라도 가공식품, 가공음료, 반조리식품 등은 되도록 먹지 않아야 한다. 신장병일 때는 반드시 금해야 한다.

요즘 큰 인기를 끌고 있는 단백질 음료도 마찬가지다. 과잉 단백질이 직접적으로 신장 기능을 손상시킬 수 있고, 인공감미료 등 각종 식품첨가물도 신장 기능을 망가뜨릴 수 있어 각별히 조심해야 한다.

결론적으로…

신장병일 때 무얼 먹어야 하나?

아직도 궁금증이 남아 있다면 다음 가이드라인을 참고하자.

1 단백질은 생선, 조개류, 방목 달걀 등을 통해 섭취하는 것이 좋다. 하루 섭취량은 자기 몸무게에서 K를 뺀 양을 먹으면 된다. 60kg이면 60g 정도가 적당하다.

2 곡류는 도정한 곡식이 좋다. 다만 현미나 콩 등을 먹고자 할 때는 압력솥을 이용하면 곡류나 콩류의 세포벽을 파괴할 수 있으므로 곡물이나 콩의 영양을 부작용 없이 섭취할 수 있다.

3 신장병일 때 채소를 먹지 말라는 말은 결코 아니다. 적절한 방식으로 먹어야 한다. 채소에는 비타민, 미네랄, 각종 항산화 성분 등 건강에 유익한 성분이 많기 때문이다. 다만 채소를 먹을 때는 되도록 잎채소, 뿌리채소를 불로 조리해서 먹는 것이 좋다. 불로 조리하면 식물의 세포벽을 파괴하므로 소화, 흡수가 잘 되는 안전한 섭취법이 될 수 있다.

4 과일은 되도록 먹지 않는다. 과일에 들어 있는 과당은 신장의 여과시스템에 손상을 일으켜 신장 기능을 파괴할 수 있다는 걸 꼭 기억하자.

5 가공식품, 가공음료, 인스턴트식품은 반드시 금한다. 이들 식품에 들어 있는 각종 화학물질은 신장 기능을 망가뜨리는 주범이 된다.

03

신장병일 때
생채소가 안 좋은 이유

신장병일 때 생채소는 먹지 않는 것이 좋다. "생채소는 건강에 좋은 최고의 식품으로 꼽히는데 왜?"라며 다들 의아하게 생각한다. 생채소에는 우리 몸에 좋은 다양한 비타민과 무기질, 각종 항산화 물질이 풍부하게 들어 있다. 그런데 신장병일 때 생채소를 먹으면 안 된다고 하니 이런 고역도 없다. 신장병일 때 생채소를 먹으면 왜 문제가 될까?

신장병에 생채소… 왜 문제일까?
채소는 사람이 살아가는 데 꼭 필요한 수백 가지 비타민과 미네랄, 항산화 성분 등 다양한 영양분을 공급하는 중요한 식품이다.
하지만 생채소를 먹을 경우에는 주의해야 할 점이 있다. 이는 신장병이 없더라도 마찬가지이다.
생채소는 식물이 스스로를 보호하기 위해 화학적 방어물질을 숨기고 있다. 일종의 식물의 독성이라고 표현하는 물질이다.

특히 여름철에 많이 먹는 토마토, 오이, 호박, 가지 등 씨앗이 많은 생채소는 각별히 조심해야 한다. 씨앗은 다음 세대를 이어 갈 식물의 아기에 해당한다. 식물이 목숨 걸고 씨앗을 지키려고 하는 이유다. 따라서 씨앗 채소를 먹으면 소화가 잘 안 되고, 염증을 일으키기 쉽다.

물론 사람이 씨앗 채소를 먹는다고 곧바로 마비가 일어나거나 염증을 일으키는

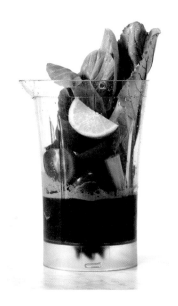

것은 아니다. 포유류인 우리 인간은 엄청난 수의 세포를 가지고 있기 때문에 그 피해를 느끼지 못할 수 있다. 하지만 생채소의 화학적 방어물질에 장기적으로 노출될 경우에는 문제가 될 수 있으니 주의해야 한다.

특히 신장병 환자는 더 조심해야 한다. 생채소, 특히 씨앗 채소는 신장의 사구체를 망가뜨려 신장병을 악화시킬 수 있다. 누가 뭐래도 생채소는 신장 기능에 독이 될 수 있는 식품이다. 생채소에 풍부한 칼륨도 신장 기능을 망가뜨리는 데 일조를 하기 때문이다.

신장병 환자들은 귀에 못이 박히도록 칼륨을 조심해야 한다는 말을 들어왔을 것이다. 신장질환이 있을 경우 칼륨 수치가 높아질수록 신장 기능은 점점 상실되어 가기 때문이다.

칼륨은 우리 몸에서 근육, 신장, 신경이 정상적으로 기능하기 위해 꼭 필요한 영양물질이다.

이러한 칼륨은 90%가 신장을 통해 배설된다. 그런데 만약 신장 기능에

이상이 생겨 칼륨이 제대로 배출되지 못하면 고칼륨혈증이 나타나면서 심각한 상태가 될 수 있다.

고칼륨 상태가 되면 신장 기능이 점점 상실되면서 근육마비, 호흡부전, 부정맥, 심지어 심정지까지 나타날 수 있어 신장병 환자에게 치명타가 될 수 있기 때문이다.

따라서 신장병일 때 칼륨 섭취는 반드시 제한해야 한다. 칼륨 섭취를 제한하는 가장 좋은 방법은 섭취를 줄이는 것이다. 대부분의 생채소는 칼륨 함량이 높다. 신장병일 때 생채소를 금하거나 줄여야 하는 이유다. 그렇다고 전혀 먹지 않을 수도 없는 일! 채소를 통해 얻을 수 있는 건강상의 이점이 너무 많고 크기 때문이다.

그렇다면 신장 기능을 보호하고 지키면서 채소 섭취는 어떻게 하면 될까?

신장 기능 보호하는 채소 섭취법

건강을 위해 채소는 꼭 먹어야 하는 식품인 것은 맞다. 전혀 안 먹게 되면 영양 부족을 일으킬 수 있다.

하지만 신장병 환자이거나 신장 기능을 보호하기 위한 채소 섭취는 그 방법이 조금 달라야 한다고 본다. 신장병 환자나 신장 기능을 보호하는 채소 섭취는 다음 세 가지 규칙을 따르는 것이 좋다.

<u>첫째</u>, **삶거나 익혀서 먹는다.** 더욱 좋은 방법은 삶은 채소에 참기름, 식초 등을 혼합해서 나물로 먹는 것이 가장 좋다. 칼륨 수치도 낮출 수 있고, 채소의 생독으로부터도

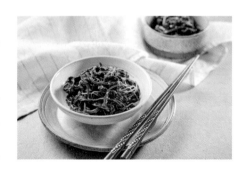

안전할 수 있다.

둘째, **오이, 피망, 토마토, 양파 등 대부분의 채소를 식초에 절여서 먹는다.** 이렇게 하면 칼륨 섭취를 줄일 수 있고, 생채소를 먹을 때의 아삭함도 함께 즐길 수 있다.

셋째, **생채소를 물에 2시간 이상 담가 두었다가 끓는 물에 데쳐 섭취하면 더욱 좋다.** 이렇게 하면 칼륨 성분을 많이 제거할 수 있기 때문이다. 여름철 생채소는 특히 칼륨 함량이 높으므로 여름철 생채소 섭취를 각별히 조심해야 한다.

04

신장병일 때
생과일이 안 좋은 이유

다들 과일은 우리 몸에 좋은 최고의 식품으로 꼽는다. 비타민, 미네랄, 각종 항산화 성분까지 다양한 영양성분이 들어 있기 때문이다. 하지만 과일은 신장 기능을 망가뜨릴 수 있어 조심해야 한다. 신장병 환자는 먹지 않는 것이 좋다.

40여 년 동안 신장병을 치료하면서 생채소와 더불어 생과일을 먹는 것도 신장 기능에 큰 영향을 미친다는 것을 알게 됐기 때문이다. 적어도 신장 기능만 놓고 본다면 생채소와 생과일은 먹지 않는 것이 좋다는 결론도 얻었다.

하지만 현대의학에서는 이런 사실에 주목하지 않았다. 솔직히 말하면 생채소와 생과일이 신장 기능에 영향을 미치는지조차 제대로 알고 있는 전문의도 많지 않다.

사정이 이렇다 보니 생채소와 생과일은 건강식품의 대명사가 되었고, 많이 먹으면 좋은 음식이 됐다.

하지만 생과일을 먹으면 신장 기능에 좋지 않다. 그 근거는 크게 두 가지다.

첫째, 생과일에 풍부하게 들어있는 칼륨이 문제가 된다.
칼륨을 과잉 섭취하면 신장 기능은 점점 상실되어 갈 수 있다. 우리 몸에 흡수된 칼륨은 신장에서 걸러지고 소변으로 배설되는 과정을 거치기 때문에 과잉 섭취된 칼륨은 신장 기능에 무리를 줄 수 있다.

특히 신장병을 앓고 있다면 더욱더 문제가 된다. 신장병 환자는 이미 신장 기능에 문제가 생긴 경우다. 칼륨이 신장에서 제대로 빠져나가지 못하게 된 상태라고 할 수 있다. 그 결과 칼륨이 신장에 축적되면서 고칼륨혈증이 나타나게 된다. 고칼륨혈증은 만성 신부전을 유발할 수 있다. 심근의 기능도 저하시켜 부정맥을 초래하거나 최악의 경우 심장 정지도 유발할 수 있다.

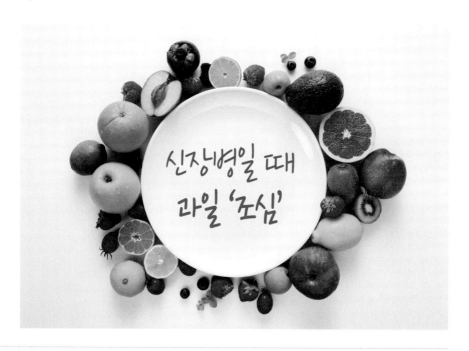

신장병 환자는 물론 신장 기능을 보호하려면 반드시 칼륨 섭취를 억제해야 한다. 칼륨이 풍부한 생과일은 되도록 먹지 않는 것이 좋다.

둘째, 생과일에 풍부한 과당도 신장 기능을 손상시킬 수 있다.
과당은 포도당과 달리 먹으면 먹는 대로 곧바로 대사가 진행돼 중성지방으로 전환된 후 간에 저장이 된다. 문제는 과당을 많이 먹으면 간 해독 능력도 떨어질 수 있다는 것이다. 중성지방이 많이 축적되면 지방간이 되면서 간 해독 능력에도 문제가 생긴다.

그렇게 되면 신장 기능도 망가뜨릴 수 있다. 간 해독 능력이 떨어지면 요산 수치를 높일 수 있기 때문이다.

요산은 혈압을 올릴 수 있다. 요산은 통풍도 유발할 수 있다. 특히 요산은 신장의 사구체에서 100% 걸러지기 때문에 신장의 여과시스템에 과부하가 걸리게 하면서 신장 기능을 망가뜨릴 수 있다.

생과일에 풍부한 과당은 신장병의 주범이 될 수 있다. 신장병 환자에게는 독이 될 수 있다. 신장 기능을 위한다면 생과일은 최대한 먹지 않는 것이 좋다.

신장 기능을 보호하는 과일 섭취법

그렇다고 과일을 전혀 먹지 않고 사는 것도 힘든 일이다. 신장 기능을 보호하면서도 과일을 먹을 수 있는 방법은 통조림 과일이나 익혀서 먹는 것이 좋다.

단, 통조림과일에도 과당은 들어 있기 때문에 아주 적은 양을 먹도록 해야 한다.

참고로 미국의 저명한 외과의사이자 심장병 전문의인 스티븐 R. 건드리 박사가 쓴 〈플랜트 패러독스〉라는 책이 국내에서 소개되면서 센세이션을 불러일으켰는데 이 책은 신장병 환자에게도 시사하는 바가 크다고 할 수 있다.
이 책의 핵심은 우리가 건강해지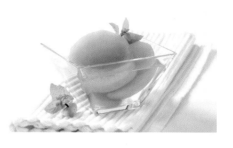
려고 먹는 식물 대부분에 렉틴이라는 식물 독소가 들어 있어서 우리 몸을 아프게 하고 망가뜨릴 수 있다는 것이다. 특히 신장 기능을 망가뜨릴 수 있다고 우려했다.

이러한 식물의 독소인 렉틴이 많이 들어 있는 음식으로 씨앗 종류의 음식을 꼽았는데 통곡물과 함께 과일이 대표적으로 꼽혔다.

건드리 박사는 렉틴의 섭취를 줄이기 위해서는 통곡물과 생과일을 먹지 말라고 주장했는데, 일찍부터 생과일이 신장에 독이 된다는 것을 알고 있었던 터라 내심 놀라기도 했다.

보다 많은 사람들이 이런 사실을 알게 되어 신장병의 발병을 막는 데 도움이 되기를 바라본다.

누가 뭐래도 신장병에 생과일은 먹지 않는 것이 좋다. 정히 먹고 싶다면 제철에 난 과일을 중탕해서 조금만 먹는 것이 최선일 것이다.

05

신장병일 때
현미밥 먹어도 될까?

"**신**장병인데 현미밥을 먹어도 되나요?"

"밥에 콩을 넣어 먹어도 되나요?"

신장병일 때 주식으로 무얼 먹으면 좋을지 궁금해 하는 사람이 참 많다.

결론적으로 말해 신장 기능만 놓고 본다면 현미밥은 안 좋다. 콩도 마찬가지다.

현미식은 건강식의 대명사로 통한다. 쌀눈이 제거되지 않아 영양의 보고로 여기기 때문이다. 콩도 마찬가지이다. 우리 몸에 좋은 최고의 식품으로 꼽힌다.

그런데 현미도 안 되고, 콩도 먹지 말라고 한다면 쉽게 납득이 되지 않을 것이다.

신장병일 때 현미밥도 안 좋고 콩도 조심해야 하는 이유를 소개한다.

현미밥을 주식으로 먹으면…

신장병의 주범은 고혈압과 당뇨가 70~80%를 차지한다. 대부분의 신장병이 고혈압이나 당뇨병의 합병증으로 유발된다고 해도 과언이 아니다.

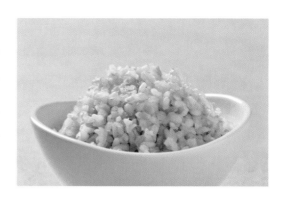

사정이 이렇다 보니 고혈압과 당뇨를 예방하기 위해 먹거리도 가려 먹고 골라 먹는 사람이 많다. 그중의 하나가 바로 주식으로 현미식을 실천하는 것이다.

많은 의사들도 당뇨병을 예방하려면 현미식을 하는 것이 도움이 될 수 있다고 권하기도 한다. 현미는 덜 도정해 쌀의 씨눈이 제거되지 않아 그만큼 영양성분을 많이 함유하고 있다는 것이 추천 이유다.

그런데 문제가 하나 있다. 현미를 먹으면 소화가 잘 안 되고 속이 더부룩하고 복부팽만감 등이 나타나 불편함을 느낀 적이 더러 있을 것이다.

소화가 잘 안 되는데 우리 몸에 좋은 음식일까? 특히 현미의 이런 점은 신장 기능이 안 좋을 때 크게 영향을 미칠 수 있다.

현미의 씨눈에 들어 있는 방어용 화학물질 때문이다. 현미의 씨눈에는 식물 자체의 방어용 화학물질이 들어 있다. 식물이 자신을 보호하기 위해 사용하는 일종의 무기라고 할 수 있다. 한마디로 '식물의 독'이라 할 수 있는데 이것은 우리에게 큰 해를 입히는 데 핵심적인 역할을 한다. 특히 신장 기능이 좋지 않을 경우 더욱 그렇다.

결론적으로 말해 현미는 우리에게 최고의 식품이면서도 최악의 식품도 될 수 있다. 식물이 자기를 방어하는 화학물질이 제거되지 않았기 때문이다.

물론 불을 이용하여 조리를 하면 부분적으로 식물의 독이 분해되고 세포 벽을 무너뜨려 장이 건강한 경우라면 그렇게 큰 영향을 받지 않을 수 있지만 신장 기능이 안 좋은 경우라면 사정이 많이 다르다.

씨눈이 제거되지 않은 통곡물에 함유돼 있는 식물 자체의 독성이 신장에 염증을 일으키고 사구체를 손상시킬 수 있다.

적어도 신장 기능을 위해서는 식물이 자신을 방어하기 위해 품고 있는 식물의 독을 제거한 백미를 먹는 것이 좋다. 도정을 거치면서 식물의 독이 모두 제거됐기 때문에 염증과 알레르기를 일으키지 않는다.

다만, 혈당을 올릴 수 있으므로 절대 과식해서는 안 된다. 반드시 소량만 먹어야 한다.

완전식품 콩도 조심해야 할 식품

신장 기능이 좋지 않을 때 콩도 각별히 조심해야 한다.

물론 콩은 식물성 단백질 함량이 높아 영양학적으로도 뛰어난 식품임은 분명하다.

문제는 콩도 씨앗의 일종이라는 데 있다. 모든 씨앗 식품은 스스로를 방어하기 위해 일종의 화학물질인 식물의 독을 내포하고 있다. 콩도 마찬가지다. 자기 자신과 후손을 포식자로부터 방어하기 위한 전략으로 일종의 독성 물질을 함유하고 있다.

이러한 식물의 독은 우리 몸에 들어가면 염증을 유발할 수 있다. 물론 우리 몸은 60조 개나 되는 엄청난 수의 세포를 갖고 있기 때문에 그 피해를 느끼지 못할 수도 있다.

하지만 장기적으로 이어지면 어떻게 될까? 우리 몸의 방어선이 하나라도 파괴되면 식물의 독이 영향을 미칠 수도 있다.

대부분의 콩에는 식물의 독성 성분이 다 들어있다. 콩 한 알은 작지만 그 안에 어떤 식품보다 많은 방어용 화학물질이 들어있다. 이러한 화학물질은 염증을 일으킬 수도 있고 혈액이 엉기게 할 수도 있다.

신장 기능이 좋지 않다면 콩은 피하는 것이 상책이다. 콩에 들어 있는 방어용 화학물질도 문제가 되지만 콩에 풍부한 고단위 단백질과 고단위 칼륨도 신장 기능에 영향을 미칠 수 있으므로 되도록 먹지 않는 것이 좋다.

신장 기능을 보호하는 현미와 콩 섭취법

신장 기능에 현미가 좋지 않다고 해도 현미식을 포기할 수 없다는 분이 간혹 있다. 콩도 마찬가지다. 이럴 경우 전혀 방법이 없냐고 물어보기도 한다. 꼭 현미식을 하고 싶다면 아쉬운 대로 추천할 수 있는 방법은 흰쌀을 위주로 하되 현미를 극히 적은 양으로 혼합해서 드실 수 있다. 백미 : 현미를 10:1 정도로 하되, 이 또한 연속적으로 해서는 안 된다. 콩 종류는 몇 알씩 섞어 드시면 연속적으로 해도 무방하다. 현미도 콩도 높은 온도로 가열하면 어느 정도 식물 자체의 독성 물질이 많이 제거되고, 분자 구조도 소화되기 쉬운 구조로 바뀌기 때문이다.

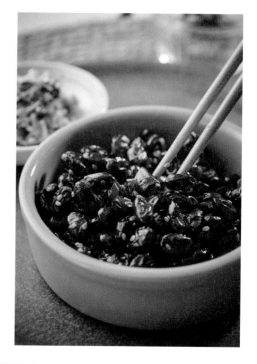

특히 콩은 식초에 절이거나 콩자반을 만들어 드시면 콩의 영

양을 부작용 없이 섭취할 수 있다.

신장병일 때 주식으로 먹으면 좋은 식사

기본적으로 흰쌀밥이나 찹쌀 등이 좋고 적게 먹는 소식을 하는 것이 좋다. 이때 반찬은 되도록 삶은 채소반찬으로 드시는 것이 좋다. 그리고 잡곡 종류는 되도록 피하는 것이 좋다.

콩은 되도록 식초에 절여 먹거나 콩자반으로 드시기를 추천한다. 이렇게 하면 신장 기능에 큰 영향을 주지 않으면서 콩의 영양성분을 효과적으로 섭취할 수 있다.

이것도 안 된다, 저것도 안 된다 제약이 많지만 신장 기능을 보호하기 위해서는 무얼 먹느냐가 중요한 문제이므로 조심해서 먹고 깐깐하게 드셨으면 한다.

06

신장병과 냉장고
무슨 상관이야 싶지만…

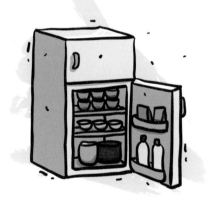

냉장고의 대중화는 우리 삶을 획기적으로 바꾸어 놓은 게 사실이다. 제철 음식을 그때그때 조리해서 먹었던 식습관은 이제 옛말이 됐다. 계절에 상관없이, 오래오래 보존하는 것도 가능해지면서 우리의 식생활은 혁명적으로 바뀌었다. 언제나 신선한 과일과 채소를 먹을 수 있게 됐고, 고기나 생선 등의 장기 보관도 가능해졌다. 그러면서 괴혈병 완전 퇴치에도 혁혁한 공헌을 하기도 했다.

하지만 미처 생각지 못한 부작용도 불거졌다. 대부분의 음식들이 냉장고에서 차게 보관되고, 또 냉장고에서 차게 보관된 음식을 주로 먹기 시작하면서 현대인의 건강에 적신호가 켜졌다는 점이다.

특히 신장병의 발병률이 급격하게 증가한 것도 냉장고의 대중화와 무관

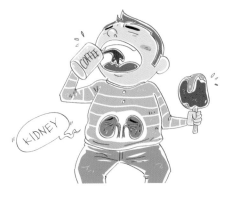

하지 않다고 한다면 지나친 억측일 까?

필자는 우리의 건강을 위협하는 대표적인 가전기기로 냉장고를 꼽는다. 자연에서 나는 제철 식품을 그때그때 조리해 먹으며 살 때보다 계절에 상관없이 냉장 보관하였다가 먹는 음식이 늘어날수록 우리의 건강은 그만큼 위협을 받게 되었다고 보기 때문이다.

그 중심에 급격하게 늘어난 신장병도 있다. 차가운 온도의 음식을 주로 먹기 시작하면서 신장 기능도 큰 타격을 받고 있기 때문이다.

추운 날 얇은 옷을 입으면 감기에 걸리기 쉽다. 차가운 음식도 마찬가지다. 차가운 음식을 먹으면 아랫배가 차가워지고 장내 유해균이 증식하면서 소화장애와 설사를 일으키고 면역 기능도 떨어진다.

그뿐만이 아니다. 찬 음식을 지속적으로 먹게 되면 체내 순환도 제대로 돌지 않으면서 오장육부에도 좋지 않은 영향을 미치게 된다.

신장 기능도 예외는 아니다. 오장육부 가운데 신장은 오행상 수(水)에 속하므로 오장 중에서 차가운 성질을 띤 장기이다.

따라서 냉하고 차가운 음식을 많이 먹거나 몸을 차갑게 하면 소변을 자주 보게 되고, 신장에 해로운 기운이 들면서 신장 기능이 망가지기 쉽다.

냉장고 덕분에 사시사철 차가운 음식을 먹을 수 있게 됐고, 보관기간도 대폭 길어진 것은 분명 감사할 일이지만 신장병 환자의 급증세와 냉장고의 대중화가 결코 무관하지 않음은 꼭 기억해야 한다.

신장병 치료의 새 희망
12씨앗요법과 침향
뭐기에?

01

잘 낫지 않는 신장병
손 놓고 있어선 안 돼!

신장병은 유독 적극적인 치료가 잘 행해지지 않는 질병이다. 대개 검사만 하면서 지켜보자는 말을 많이 한다. 그럴 만한 이유가 있다.

신장병은 동서양을 막론하고 현대의학적 측면에서 뚜렷한 치료 방법이나 치료 약이 없다. 그런 탓에 신장병은 한 번 발병하면 그때부터 계속 진행되면서 악화하는 수순을 밟게 된다. 그 종착지는 투석이나 신장 이식이 될 수밖에 없다.

이런 현실이 너무도 안타깝다. 지난 40여 년간 한의사로서 신장병을 연구하고 임상에서 적극적으로 치료해 온 것도 이 때문이다.

그러면서 내린 결론은 잘 낫지 않는 신장병도 적극적으로 치료하면 얼마든지 좋은 결과로 이어질 수 있다는 것이다.

신장병은 낫지 않는다는 생각만 버리면 신장병의 치료율도 훨씬 더 높일 수 있다고 확신한다.

특히 신장병에 한약은 절대 안 된다고 여기는 사람이 많지만 잘 낫지 않는 신장병 치료에 한방치료는 또 하나의 대안이 될 수 있음을 수많은 치유 사례를 통해 확인할 수 있었다.

신장병에 한약은 나쁘다지만…

신장병일 때 한약을 먹으면 절대 안 된다는 말을 많이 한다. 이런 말을 들을 때마다 너무도 안타깝다. 한마디로 이것은 명백히 잘못된 인식이기 때문이다. 대부분의 의사들은 신장병에 한약은 절대 먹으면 안 된다고 말하지만 도대체 그 근거를 찾을 수 없다. 그동안 수많은 신장병 환자들을 치료해 왔고, 지금도 치료하고 있는 것은 뭐란 말인가?

이런 잘못된 인식 때문에 수많은 신장병 환자들이 충분히 고칠 수 있음에도 불구하고 치료 시기를 놓쳐 투석이라는 돌이킬 수 없는 최악의 결과를 초래하는 것만은 막고 싶어 한약으로 신장병을 치료할 수 있다는 것을 알리는 데 최선을 다해왔다.

실제로 한방치료로 만성 신부전증에서 벗어나 새 희망을 찾은 사례자도 많다.

서울 동작구에 사는 51세 여성도 예외는 아니다. 평소 고혈압이 있었고, 7년 전 병원 검진을 받는 과정에서 요단백과 요잠혈이 발견되었다고 했다. 그 후 일반 병원에서 4년간 고혈압과 신장병에 대한 치료를 하였으나 이렇다 할 아무런 변화가 없었고 오히려 점점 나빠지는 것을 느끼고 대학병원으로 옮겨 치료를 받고 있는 중이라고 했다.

우연한 계기에 지인의 소개를 받고 필자를 찾아왔는데 이 환자도 처음에는 반신반의했다. 병원에서도 고치기 어려운 신장병을 한의원에서 어떻게 고칠 수 있겠냐는 투였다.

그럼에도 불구하고 치료를 결심하게 된 것은 그동안 긴 시간 병원 신세를 졌는데도 호전은커녕 혈액 투석까지 해야 할 단계까지 진행이 됐다는 사실이었다. 달리 방법이 없는 상황에서 혹시나 하는 기대로 치료를 시작했던 케이스였다.

진찰을 해보니 신경이 예민한 탓에 신경성 만성 위염이 있었고, 식사가 항상 부실한 까닭에 체력도 많이 약해져 있었다. 몸의 부종은 심하지 않았고, 신장 기능 검사에서는 CR(크레아티닌)이 1.6mg/dl에 머물러 있고, BUN(요소질소)은 29mg/dl로 나타났다. 소변검사에서는 요단백 1+(+)이고, 요잠혈 1+(+)로 나타났지만 그렇게 높은 수치는 아니었다. 다만 약간 오래된 증상으로 볼 수 있었다.

이럴 경우 12씨앗요법을 주치료법으로 쓴다. 오미자, 토사자, 구기자, 공사인, 나복자, 천련자, 복분자, 여정자 등 12가지 씨앗 약재를 특별한 법제 과정을 거쳐 과립으로 만들어 신장병 치료에 쓰는 한약이다.

이렇게 만든 12씨앗요법을 1개월간 복용하도록 했다. 그리고 실시한 검사 결과 요단백은 음성(-)으로 나왔고, 요잠혈은 약간 줄어든 상태로 변화가 있었다. 그래서 3개월간 더 복용하도록 했는데 요단백과 요잠혈이 정상 수치로 나타났다.

그 후 몇 개월 더 약을 복용했고, 검사를 해보니 요단백은 계속 정상(-)인데 요잠혈만은 약간 흔적(+)이 보였다가 정상(-)이었다를 반복했다. 그래서 6개월간 더 꾸준한 치료를 했더니 요단백과 요잠혈이 모두 정상(-)으로 유지되면서 환자도 몸 상태가 좋아진 걸 느낄 수 있다고 했다.

이후 몇 개월 더 12씨앗요법을 복용하게 한 후 중단했는데 그로부터 4개월 후 들뜬 목소리로 전화를 걸어왔다. 병원검사를 했더니 모두 정상으로 나왔다는 것이었다.

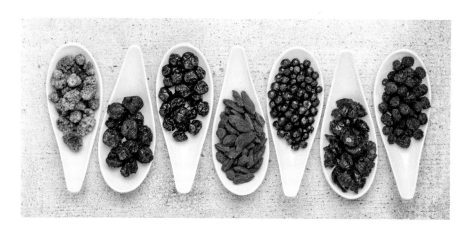

그로부터 몇 개월 후에는 보약을 한 제 먹고 싶다며 다시 필자를 찾아왔는데 이럴 경우는 신중하게 보약을 짓는다. 평소 신장질환을 앓고 있거나 기능이 약한 상태에서는 한약 달인 것은 쓰지 않기 때문에 증류 방법으로 약을 만들어 복용하도록 했다. 이 환자에게 보약을 지어주면서 소변검사를 해보니 여전히 정상 수치를 유지하고 있어 기쁨이 컸다.

"신장병에 한약은 나쁘다"의 허구성

상식적으로 생각해보자. 세상에 100%라는 게 어디 있겠는가? 100% 좋을 수도 없고, 반대로 100% 나쁘다고만 할 수 없는 것이 세상의 진리다. 누가 되었든지 간에 무조건 좋다거나 무조건 나쁘다고 말하려면 우선 확실하게 알고 난 후에 판단하여 말하는 게 이치라고 생각한다.

또한 환자를 위한 조언이라면 특히나 객관적이고 순수한 입장에서 좋고 나쁜 것을 가려서 권유하는 것이 바람직한 태도가 아닐까?

나와 다른 시술이라고 해서 제대로 알지 못하는 상태에서 무조건 폄훼하거나 적대적 관계로 몰아가는 것은 옳지 않다고 생각한다.

물론 신장병에 무조건적인 한약 탕제 사용은 절대 금해야 되는 게 맞다.

하지만 신장질환이라고 해도 사용 가능한 약재와 써서는 안 되는 약재가 있다. 다음의 두 가지로 분류해서 한약을 써야 한다.

첫째, **일반적으로 염증성 질환이 아닌, 보편적으로 신장 기능이 약한 경우다.** 신장이 약해서 허리가 아프거나 소변이 시원치 않고 힘없이 나온다든지, 신장이 약하여 양기 부족이나 남녀의 불임증, 얼굴이 검어지고, 손발이 냉해지고, 이유 없이 전신에 피로가 심할 때는 신장을 보해주어야 한다. 이럴 경우에는 신장과 관련이 있는 상황으로 반드시 한약으로 다스려야 건강을 해치지 않고 근본적으로 치료를 할 수 있다.

둘째, **이미 신장에 염증성 질환이 생겼을 경우다.** 이때는 한약의 사용에 절대적으로 신중해야 한다. 탕제의 약이 염증성 신장에 부담을 줄 수 있기 때문이다. 필자가 경험한 바로는 악영향을 미친 경우를 종종 보았다. 신장의 기능이 50% 정도로 나빠진 상태에서 기능을 유지하고 있는 환자가 한약(탕제)을 사용하고 난 후 크레아티닌 수치가 갑자기 상승하는 경우를 종종 본다.

때문에 필자 역시 한약을 다루고 있지만 신장에 염증이 있는 경우는 절대 탕제를 사용하지 않고 있다. 이는 오랜 임상경험에서 터득한 것이다.

하지만 그동안 많은 신장병 환자들을 개선시킨 것 또한 한약이었다. "무조건 신장병에 한약은 안 돼!"가 아니라 상황에 맞게 쓰면 한약도 얼마든지 신장병 치료제로서의 기능을 할 수 있는 것이다. 이 점을 널리 알리고 싶다.

02

신장병 치료하는 한약으로 입소문!
12씨앗요법 뭐기에?

신장병에 한약은 안 된다고 말하는 의사도 있다. 신장병을 한약으로 치료하는 데 거부감을 가진 환자도 있다.

그럼에도 불구하고 신장병을 치료하는 한약으로 개발한 약이 12씨앗요법이다. 잘 낫지 않는 신장병 치료에 12씨앗요법을 활용하면서 수많은 치유 사례도 축적할 수 있었다. 12씨앗요법이 신장병 치료제로 효과를 나타내는 이유, 소개한다.

신장병에 한약은 안 된다지만…
신장병에 한약을 먹으면 안 된다는 말은 너무도 많이 하고, 또 심심찮게 들어본 말일 것이다. 한의사로서 가장 많이 듣는 말이기도 하다.

이런 말은 한방에 대한 이해가 부족하고, 또 합리적인 데이터에 근거해서 하는 말은 아니라고 생각한다.

우리나라 의료제도는 한방과 양방으로 이원화되어 있고, 그 과정에서 확실한 근거보다는 한방을 폄훼하는 개념에서 나온 말이라고 생각한다.

실제로는 제대로 진료하고 치료한다면 한방은 그 어떤 치료 방법보다 훨씬 더 안전하고 치료율도 높은 편이다. 특히 신장질환의 경우 현대의학으로는 확실한 치료 약이나 방법이 없는 것도 사실이다. 이 점은 한방도 예외가 아니기 때문에 함부로 치료했다가는 부작용을 초래할 수 있는 것도 사실이다.

그렇기 때문에 신장병에 한약을 쓰는 것은 신중하고 또 신중해야 한다. 특히 신장병에 한약 탕제는 쓰면 안 된다. 신장병 환자에게 한약 탕제를 쓰면 신장병의 주요 지표인 크레아티닌(C.R) 수치나 요소질소(BUN) 수치가 올라갈 수 있다. 양방에서는 이 부분을 가지고 신장병에 한약은 절대 안 된다고 주장하는 근거로 삼고 있다.

사실 이것도 반드시 한약 때문이라고 단정할 수만은 없는 문제다. 크레아티닌 수치나 요소질소 수치를 올리는 데는 음식을 잘못 먹어도 영향을 미칠 수 있을 만큼 많은 요인들이 영향을 미친다.

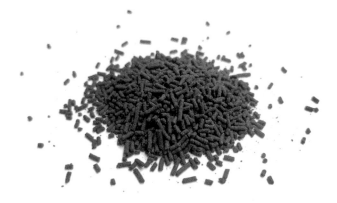

신장병 치료제로 쓰는 12씨앗요법은 한약 탕제가 아닌 과립으로 만들어져 신장에 부담을 주지 않으면서 신장병 치료에 효과를 나타낸다.

그렇다 하더라도 그동안 임상 경험을 통해 볼 때 신장병에 한약 탕제는 쓰지 않는 것이 좋다.

신장병 치료제로 쓰는 12씨앗요법은 한약 탕제가 아니다. 과립으로 만들어져 있다. 일시적이나마 신장에 부담을 줘서 각종 신장 수치를 올릴 염려가 전혀 없으면서 신장병 치료에 효과를 나타내도록 만들었다고 할 수 있다.

12씨앗요법이 신장병 치료에 효과를 나타내는 이유

12씨앗요법은 12가지 씨앗 약재로 만든 신장병 치료제다. 수십 년간 수많은 약재를 대상으로 수많은 연구를 통해 만들어진 처방이다.

한약 중에서 자(子), 인(仁), 실(實), 육(肉) 등으로 끝나는 약재는 대부분 씨앗 종류이다. 이들 씨앗 약재는 예로부터 신장 계통의 질병에 널리 쓰였다.

12씨앗요법은 오미자, 토사자, 구기자, 공사인, 나복자, 천련자, 복분자, 여정실, 차전자, 호마인, 정력자, 연자육 등을 종류에 따라 비율을 조정하고 각각의 법제 과정을 거쳐 과립으로 만든 약이다.

신장병 초기나 중기라면 단 몇 개월 치료만으로도 신장 수치가 정상으로 회복되는 사례가 많다.

무엇보다 부작용이나 독성이 전혀 없는 약재로 구성되어 있어서 안심하고 쓸 수 있는 약이기도 하고, 간 기능과 위장 기능에도 도움을 주는 약이어서 장기간 복용해도 해롭지가 않다.

실제 임상에서도 12씨앗요법을 1~2개월 정도 복용하면 눈에 띄게 얼굴색이 밝아지고 윤기가 도는 경우를 자주 본다. 12씨앗이 가진 성분이 몸 안의 기와 신기를 보하고 혈액순환이나 신진대사는 물론 신장이 나빠서 몸속의 수분대사 장애가 오는 것을 막아주기 때문이다.

신장병 초기나 중기에 12씨앗요법은 좋은 치료제가 될 수 있으므로 적극적으로 활용하면 좋다.

다만, 신장병 말기라면 12씨앗요법만으로는 역부족이다. 이때는 약성이 강한 침향과 함께 써야 증상 완화에 도움을 줄 수 있다. 더 많은 비용과 노력이 필요하다.

신장병 초기부터 적극적인 치료를 해야 하는 것도 이 때문이다. 초기부터 적극적으로 치료하면 치료도 수월하고 완치도 결코 어렵지 않다.

3~4개월에서 1년 치료하면 증상 호전 많아

12씨앗요법으로 신장병을 치료할 경우 얼마나 치료해야 효과를 볼 수 있는지 궁금해 하는 사람이 많다.

한마디로 잘라 말하기는 쉽지 않지만 신장병 초기일수록 치료가 잘 되고 치료 기간도 짧다는 점은 꼭 기억해야 한다.

신장병 초기라면 3~4개월 치료로도 모든 신장 수치가 정상으로 회복되어 치료를 종결한 경우가 많다. 물론 적극적으로 치료에 임하는 환자의 자세도 중요한 요소다. 아무리 한방치료를 해도 식생활을 관리하지 않거나 무절제한 생활을 한다면 결코 효과를 볼 수 없다.

기본적으로 12씨앗요법은 3~4개월간을 1차 치료 기간으로 정하고 치료를 한다. 3~4개월간 치료 후 반드시 병원에 가서 신장 수치를 직접 체크하게 한다.

그렇게 하면 많은 경우에서 크레아티닌 수치나 요소질소 수치가 개선되면서 환자에게 커다란 동기부여가 되기도 한다. 노력한 만큼 신장 수치가 좋아질 수 있다는 것을 일깨워주기 때문이다.

신장병이 초기라면 대부분 3~4개월 정도 치료하면 신장 수치에 변화가 나타나고, 1년 정도 치료로 치료를 종결하는 경우가 대부분이다.

그러나 신장병 중기나 말기라면 12씨앗요법과 침향을 병행 투약해야 증상이 다소 호전되거나 더 이상 진행되는 것을 막을 수 있을 만큼 치료가 쉽지 않다.

그렇다 해도 중기나 말기라도 치료를 중단해서는 안 된다. 그대로 방치하면 혈액 투석이나 신장 이식밖에 다른 방법이 없기 때문이다. 그 상태가 되지 않도록 반드시 적극적인 치료를 해야 한다. 양방이든, 한방이든 어떤 방법이든지 간에 적극적인 치료를 하는 것이 최선의 길이라 생각한다.

부디 신장병이라는 인생 최대의 복병을 만나더라도 현명하게 대처하면 얼마든지 이겨낼 수 있다는 것을 꼭 기억했으면 한다.

03

잘 낫지 않는 만성 신장병에
침향이 주목받는 이유

잘 낫지 않는 만성 신장병에 최후의 수단으로 활용되는 약재가 침향이다.

혈액 투석밖에 다른 방법이 없을 만큼 중증으로 진행되었을 때 마지막 희망을 걸어볼 수 있는 약재이다. 자연이 준 명약으로 불리는 침향이 만성 신장병 치료에 효과를 나타내는 이유는 뭘까?

신이 준 영약 '침향'은…

침향이 뭔지 잘은 몰라도 쉽게 접근할 수 없는 고급 약재라는 것쯤은 다들 알 것이다. '물에 가라앉는 향이 나는 나무'란 뜻을 지닌 침향은 비밀스런 이름만큼이나 약효도 신비롭기 짝이 없다. 신이 준 영약이라 함은 침향을 두고 하는 말일 것이다.

이러한 침향은 아열대성 나무인 침향수의 내부에 수백 년의 오랜 세월 동안 응결 형성된 나무의 수지 부분을 말한다. 침향나무는 보통 높이가

30m 정도에 달하는 거대한 크기이고, 나무의 지름도 2m나 되는데 수백 년 동안 성장하면서 어떤 형태로든 상처가 생기면 나무 스스로 그 상처를 치유하기 위해 물질을 분비하게 된다. 이렇게 분비된 물질이 수백 년 동안 굳어져서 수지 덩어리를 만들게 되는데 이 수지 부분이 바로 약재로 쓰이는 침향이다.

그런데 놀라운 것은 이렇게 만들어진 침향이 천하제일의 명약이 된다는 데 있다. 그 적응증도 전방위적이다. 심장, 간장, 신장, 비장, 위장까지 우리 몸의 오장육부 어느 곳 하나 그 작용이 미치지 않는 곳이 없다.

그동안 수많은 임상경험과 연구 논문을 통해 밝혀진 침향의 약리작용은 일일이 열거하기조차 벅차다.

첫째, 위장, 비장, 간장, 신장을 경유하면서 기의 순환을 원활하게 하고 막힌 기를 뚫어주는 작용을 한다.

둘째, 간질환을 치료하는 효과가 있다. 만성간염, 간경화와 복수, 간과 비장이 부은 것을 치료한다.

셋째, 기를 중화하고 위를 따스하게 다스리며 기를 통하게 하는 작용을 한다. 만성 소화기 질환에 효과적인 것도 이 때문이다. 위장병, 위하수, 위궤양, 위경련과 가슴이 답답한 증상을 치료한다.

넷째, 장에 가스가 찼을 때 효과가 있고, 변비에는 매우 빠른 효과를 나타낸다.

다섯째, 양기를 강화하고 허리를 따스하게 한다. 근육을 강화하고 각종 신장질환도 치료한다.

여섯째, 풍습으로 인한 마비와 중풍, 뇌혈전, 뇌졸중, 심근경색, 협심증 등을 치료하는 데는 특효약이다.

일곱째, 혈관계에 작용하여 말초신경을 개선하고 피를 맑게 해준다.

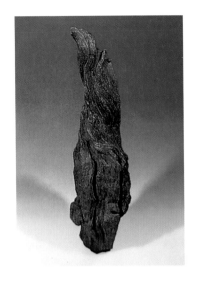

여덟째, 천식, 구토, 딸꾹질 등을 치료하고 담을 제거하는 효능이 있다.

아홉째, 허리와 무릎관절이 시리고 허약하며 통증이 있을 때 증상을 개선한다. 또 소변이 시원치 않거나 방울방울 떨어지는 증상에도 효과를 나타낸다.

특히 침향은 자연계의 물질 중에서 강력한 항균성분을 갖고 있어 폐결핵균에 강력하게 작용하고, 바실러스균이나 티프스균, 이질간균 등에 대해서도 강력한 항균작용이 있는 것으로 밝혀져 큰 주목을 받고 있다.

또 최근의 임상 결과에 의하면 침향은 갑상선암을 비롯한 각종 암의 예방과 치료에도 효과가 있는 것으로 드러나 그 진가를 배가시키고 있다.

만성 신장병에 침향, 어떤 작용하기에?

수백 년의 세월이 만들어낸 물질이기 때문일까? 침향은 희소성에다 뛰어난 효능까지 더해지면서 천하의 영약으로 통한다.

이러한 침향은 잘 낫지 않기로 악명이 높은 만성 신장병 치료에도 발군의 효능을 발휘한다. 물론 침향이 고가의 약재인 것도 사실이고 진품을 구하기도 쉽지 않지만 신장병 치료에 침향을 활용하면 신장 기능 회복에 큰 도움이 된다.

신장 본래의 기능이 상실되어가는 만성 내지 말기 신부전증의 경우 신장 기능의 상실도 문제이지만 그에 따라 몸의 면역력이나 저항력이 크게 저하되는 것이 더 큰 문제일 수 있다.

이럴 경우 어쩔 수 없이 혈액 투석을 할 수밖에 없는데 이때 침향을 병행 투약하면 면역력이나 저항력을 높여 신장 기능을 회복시키는 약리작용을 높일 수 있다.

임상적 사례를 들어보면 병원검사에서 50~70% 정도 신장 기능이 상실되고 30% 정도밖에 남아 있지 않은 만성 신장병 환자에게 신장병 치료에 쓰는 12씨앗요법과 침향을 병행 투약한 결과 치료 효율이 훨씬 더 높게 나타났다.

다만 같은 범위 내라고 하더라도 체질적인 특성에 따라 다소 늦어지는 경우도 있지만 철저한 식이요법을 통하여 관리를 하면서 병행했을 경우 투석을 하지 않고 현상을 유지하는 경우도 있었다.

물론 말기 신부전증 환자 중에서도 신장 기능이 10~15% 정도밖에 남지 않은 환자들의 경우 어느 정도 지연은 가능하지만 완전한 회복의 확률은 낮다.

일반적인 경우는 아니지만 병원에서 장기간 치료를 해왔으며, 노인성 허약체질에, 감기를 앓고 기관지가 나빠졌으며, 빈혈이 함께 오면서 상태가 나빠져 병원에서 투석이나 응급투석을 하지 않으면 위험하다고까지 말한 환자가 있었다.

이 환자에게 신장병 치료에 쓰는 12씨앗요법과 침향을 병행하여 7개월~1년 정도 투약하고 병원에서 검사를 받아보게 한 결과 모든 항목에서 정상으로 나타난 경우가 있었다.

흔치 않은 사례이지만 분명한 것은 만성 신장병 치료에 침향을 활용하면 몸의 면역력과 저항력을 높여 신장에 유익하고 회복에 크게 도움이 된다는 사실이다. 현재까지 임상으로 나타난 결과이기에 자신 있게 말씀 드린다.

04

혈액 투석 직전에
한방치료 해도 효과 있나?

신장염이 만성화되면 신장 기능도 점점 상실되어 간다. 신장의 전체 기능 중 80% 정도가 상실되면 이른바 혈액 투석을 받게 된다.

이런 상태에서도 한방치료를 하면 효과가 있을까?

"혈액 투석만은 피하고 싶어요!"

"혈액 투석을 해야 한다는 데 다른 방법은 없을까요?"

신장병 환자들이 가장 두려워하는 일이다. 투석을 받는 것도 고통스런 일이지만 자칫 잘못하면 생사의 고비를 맞을 수도 있기 때문이다.

말기 신부전증으로 신장 기능이 80~90% 이상 상실되어 혈액 투석밖에 다른 방법이 없다고 할 때 한방치료는 도움이 될까?

결론적으로 말해 결코 쉽지 않은 일이지만 그렇다고 포기할 일은 아니다. 혈액 투석을 해야 할 정도로 신장이 망가져서 더 이상 현대의학적 치료 방법으로 손써볼 수 없는 환자가 한방치료를 통해 좋아진 사례가 적지 않기 때문이다.

신장병에 한약은 절대 사용하지 말라고 하지만 이것은 한방에 대한 이해와 합리적인 데이터를 가지고 하는 말은 결코 아니다. 제대로만 치료한다면 한의학적인 접근은 어떤 치료보다 안전하고 치료율도 높은 편이다.

말기 신부전증으로 혈액 투석밖에 다른 방법이 없을 때도 마찬가지다. 40여 년의 임상경험을 통해 볼 때 혈액 투석에 이른 신장병일지라도 한방치료는 유의미한 효과를 나타내는 경우가 많았다.

한방에 대한 편견만 버려도…

신장병의 경우 병원치료를 해도 확실한 치료 약이나 방법이 없는 게 사실이다. 한방에서도 예외가 아니어서 함부로 치료하다가 부작용을 초래하는 경우가 있는 것도 사실이다. 신장병 환자에게 탕제를 쓰지 않는 것도 이와 무관하지 않다. 신장병 환자에게 달인 탕제를 처방할 경우 신장병의 주요 지표인 크레아티닌 수치(C.R)나 요소질소(BUN) 수치가 올라간다. 현대의학에서 신장병에 한약을 절대 써서는 안 된다고 하는 근거도 바로 이 때문이다.

하지만 이 부분은 여러 가지 가변성이 있을 수 있다는 것도 알아야 한다. 일례로 음식을 잘못 섭취해도 나타날 수 있는 증상이기 때문이다.

한약 먹고 검사 수치가 올라갔다는 프레임 때문에 한약은 억울한 측면이 많다. 이는 한약으로 신장병을 치료하면서 가장 안타까웠던 부분이기도 하다.

다시 본론으로 돌아가서 투석밖에 길이 없는 상황에서도 한방치료는 효과가 있나?

40여 년간 신장병 치료에 써온 12씨앗요법과 침향을 병행해서 활용하면

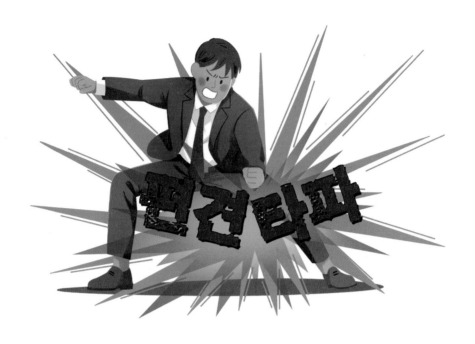

만족할 만한 결과를 이끌어내는 것도 어렵지 않다.

비록 혈액 투석 중이라 하더라도 위험한 고비만 넘겼을 뿐 건강 상태와 컨디션 회복은 기대하기 어렵다. 이럴 경우 한방요법은 건강 상태와 컨디션 회복을 돕는 일등공신이 될 수 있다.

실제 임상에서도 병원검사에서 50~70% 신장 기능이 상실되고 30%밖에 남아 있지 않은 환자에게 12씨앗요법과 침향을 병행 투약한 결과 증상이 완화되는 시간의 단축은 물론 50% 이상으로 치료율을 높이는가 하면 때로는 그 이상의 효과를 나타냈다.

12씨앗요법과 침향의 뛰어난 약성 때문이다. 12가지 약재로 구성된 12씨앗요법은 신장 기능을 보하고 활성화시키는 최적화된 처방이다. 신장병 초기와 중기라면 70% 이상의 치료 효과를 나타낸다.

여기에다 침향이 가세하면 만성 신부전증으로 혈액 투석밖에 다른 방법이 없을 때도 치료 효과를 기대할 수 있다.

침향은 신장, 간장, 비장, 위를 경유하면서 기의 순환을 돕고 기가 막힌 것을 통하게 하는 약효가 뛰어나기 때문이다. 이로 인해 몸의 전반적인 면역력과 저항력을 높여 신장에 유익하고 회복에 크게 도움이 된다.

따라서 신장병 초기나 중기라면 12씨앗요법으로 70% 이상 효과를 볼 수 있고, 말기에 이른 만성 신부전증의 경우는 좀 더 약효를 상승시키고 기를 살려주는 침향을 병행하면 만족할 만한 효과를 기대할 수 있다.

치료가 어렵다는 신장병도 한방에 대한 편견만 버리면 충분히 극복할 수 있는 병이라는 걸 꼭 말해주고 싶다.

잘 낫지 않는
신장병 희망 보고서

지은이 ǀ 김영섭 (백운당한의원 원장)

1판 1쇄 인쇄 ǀ 2024년 7월 7일
1판 1쇄 발행 ǀ 2024년 7월 15일

발행처 ǀ 건강다이제스트
발행인 ǀ 이정숙

출판등록 ǀ 1996.9.9
등록번호 ǀ 03 - 935호
주소 ǀ 서울특별시 용산구 효창원로70길46(효창동, 대신빌딩 3층) 우편번호 04317
TEL ǀ (02)702-6333
FAX ǀ (02)702-6334

정가 4,000원

ISBN 979-11-87415-26-8 13510